"Dieta Antinfiammatoria: La Via per il Benessere"

"Impara a bilanciare la tua alimentazione per ridurre le infiammazioni e aumentare il benessere, con pratiche ricette settimanali".

Di Francesco Martini

2

Capitolo 1: Introduzione alla Dieta Antinfiammatoria

1.1 Definizione e principi base della dieta antinfiammatoria

La dieta antinfiammatoria non è solamente un regime alimentare, ma rappresenta un approccio olistico alla nutrizione che mira a ridurre l'infiammazione sistemica, un fattore noto per essere alla radice di molteplici problemi di salute cronici. Questa dieta si basa sull'incorporazione di alimenti che sono naturalmente ricchi di nutrienti antinfiammatori, mentre evita o limita quelli che possono causare o aggravare i processi infiammatori all'interno del corpo.

La dieta antinfiammatoria si concentra su una varietà di cibi integrali, non trasformati, che includono verdure a foglia verde, frutti ricchi di antiossidanti come i frutti di bosco, proteine magre, in particolare quelle provenienti da pesci ricchi di omega-3 come il salmone e le sardine, e grassi salutari provenienti da fonti come l'olio di oliva extra vergine e le noci. Allo stesso tempo, questa dieta suggerisce di ridurre il consumo di alimenti lavorati e raffinati, zuccheri aggiunti, carni rosse e grassi saturi, che sono noti per contribuire all'infiammazione e ad altri problemi di salute.

Uno dei principali principi della dieta antinfiammatoria è la sostenibilità a lungo termine, rendendola non solo una "dieta" nel senso tradizionale, ma piuttosto un cambiamento duraturo nello stile di vita. È fondamentale che questa alimentazione sia equilibrata, varia e piacevole, per garantire che possa essere mantenuta nel tempo senza causare frustrazione o senso di privazione.

Incorporare nella dieta quotidiana alimenti che combattono l'infiammazione non solo può aiutare a ridurre i sintomi in coloro che soffrono di condizioni infiammatorie come l'artrite reumatoide, la psoriasi, o l'asma, ma può anche giocare un ruolo cruciale nella prevenzione di altre condizioni di salute, inclusi il diabete, le malattie cardiache, e alcune forme di cancro. Questi benefici derivano dai diversi nutrienti presenti negli alimenti antinfiammatori, come gli antiossidanti, che proteggono le cellule dai danni, e gli acidi grassi omega-3, che hanno dimostrato di ridurre l'infiammazione a livello molecolare.

Un ulteriore principio chiave della dieta antinfiammatoria è l'approccio personalizzato. Riconoscendo che ogni individuo ha esigenze uniche, condizioni di salute, e reazioni agli alimenti, la dieta può e dovrebbe essere adattata per soddisfare le esigenze personali. Questo potrebbe significare modificare la quantità e i tipi di alimenti consumati, integrando eventualmente con supplementi, e ascoltando attentamente il proprio corpo per comprendere quali cibi funzionano meglio per il proprio benessere personale.

Adottare un approccio antinfiammatorio all'alimentazione non solo migliora la salute fisica, ma ha anche effetti positivi sull'umore e l'energia, contribuendo a un senso generale di benessere. Man mano che ci si addentra più a fondo nei benefici specifici e nei modi per implementare efficacemente questi principi, come si vedrà nel punto 1.2, diventa chiaro che adottare la dieta antinfiammatoria può avere un impatto trasformativo sulla qualità della vita di una persona.

1.2 <u>Importanza della riduzione delle infiammazioni per la salute</u>

La riduzione delle infiammazioni attraverso l'alimentazione non è solo una misura preventiva per evitare malattie, ma è essenziale per migliorare la qualità generale della vita. L'infiammazione cronica è stata collegata a un'ampia gamma di condizioni di salute, tra cui malattie cardiovascolari, diabete, disturbi autoimmuni, depressione e persino alcuni tipi di cancro. Pertanto, comprendere e gestire l'infiammazione attraverso scelte alimentari mirate è fondamentale per il benessere a lungo termine.

La dieta antinfiammatoria non solo mira a ridurre i marcatori dell'infiammazione nel corpo, ma promuove anche un ambiente più sano a livello cellulare. Gli alimenti ricchi di antiossidanti, come frutti di bosco e verdure a foglia verde, contribuiscono a neutralizzare i radicali liberi, sostanze chimiche che possono causare stress ossidativo e infiammazione. Inoltre, gli acidi grassi omega-3, presenti in abbondanza nel pesce e in alcuni semi, sono noti per le loro proprietà anti-infiammatorie, aiutando a ridurre la produzione di sostanze chimiche infiammatorie nel corpo.

L'importanza della riduzione delle infiammazioni va oltre la prevenzione delle malattie. Gli effetti di una dieta antinfiammatoria si estendono al miglioramento delle funzioni cognitiva e immunitaria, al rafforzamento delle ossa e delle articolazioni, e al miglioramento della salute digestiva. Ad esempio, ridurre l'infiammazione può aiutare a migliorare la permeabilità intestinale, che è spesso compromessa in condizioni come la sindrome dell'intestino irritabile e la malattia infiammatoria intestinale.

L'efficacia della dieta antinfiammatoria nella gestione del dolore è particolarmente rilevante per coloro che soffrono di condizioni croniche come l'artrite. Alimenti anti-infiammatori possono ridurre significativamente il dolore e la rigidità articolare, migliorando così la mobilità e la qualità della vita. Questo approccio alimentare fornisce anche un'energia sostenuta riducendo gli sbalzi di zucchero nel sangue, che sono spesso una conseguenza di diete ricche di carboidrati raffinati e zuccheri.

Mentre la riduzione dell'infiammazione attraverso la dieta può offrire numerosi benefici per la salute, è cruciale che sia integrata in un approccio di vita equilibrato che include anche attività fisica regolare, gestione dello stress e sufficiente riposo. Questo stile di vita olistico non solo aiuta a ridurre ulteriormente l'infiammazione, ma anche a rafforzare il sistema immunitario, rendendo il corpo più resiliente contro le infezioni e le malattie.

Proseguendo nel prossimo punto, 1.3, esploreremo in dettaglio i benefici specifici che la dieta antinfiammatoria può avere su diverse aree della salute, mettendo in luce come questi miglioramenti si traducano in una vita più attiva, energica e libera da dolore. Questa comprensione completa aiuterà i lettori a vedere non solo il "come" ma anche il "perché" dietro le scelte alimentari antinfiammatorie, fornendo loro le motivazioni per adottare e mantenere queste abitudini nel lungo termine.

1.3 <u>Panoramica dei benefici per la salute fisica e mentale</u>

Adottare una dieta antinfiammatoria porta a numerosi benefici, non solo per il corpo ma anche per la mente, contribuendo a un miglioramento complessivo del benessere. Questa dieta, incentrata su alimenti che naturalmente combattono l'infiammazione, può significativamente migliorare diverse aree della salute.

Benefici Fisici: Uno dei principali vantaggi di una dieta antinfiammatoria è il suo impatto sulla salute cardiovascolare. Alimenti ricchi di acidi grassi omega-3, come il salmone e le noci, aiutano a ridurre i livelli di trigliceridi e aumentano il colesterolo "buono" HDL, riducendo il rischio di malattie cardiache. Inoltre, l'adozione di una dieta ricca di fibre da verdure e frutta può migliorare la pressione sanguigna e stabilizzare i livelli di zucchero nel sangue, prevenendo o gestendo meglio il diabete.

La dieta antinfiammatoria è anche cruciale per la salute delle articolazioni. Riducendo l'infiammazione, si allevia il dolore e la rigidità associati a condizioni come l'artrite reumatoide e l'osteoartrite, migliorando la mobilità e la qualità della vita. Inoltre, gli alimenti antinfiammatori sono ricchi di nutrienti che contribuiscono alla salute ossea, come il calcio e la vitamina D, essenziali per prevenire l'osteoporosi.

Benefici Mentali: Sul fronte mentale, una dieta antinfiammatoria può avere effetti trasformativi. L'infiammazione è stata collegata a disturbi dell'umore come la depressione e l'ansia. Alimenti che promuovono un'infiammazione ridotta possono aiutare a bilanciare i livelli di neurotrasmettitori e migliorare la funzione cerebrale. Ad esempio, gli omega-3 sono noti per il loro ruolo nel migliorare la salute cerebrale, incrementando la concentrazione e riducendo il rischio di declino cognitivo.

Inoltre, il consumo regolare di antiossidanti da frutti e verdure può proteggere le cellule cerebrali dallo stress ossidativo e dall'infiammazione, sostenendo una funzione neurologica ottimale e proteggendo contro malattie neurodegenerative come l'Alzheimer e il Parkinson. La dieta antinfiammatoria non solo nutre il corpo ma rinvigorisce anche la mente, permettendo una maggiore chiarezza mentale e una migliore gestione dello stress.

Impatti sul Benessere Generale: I benefici di questa dieta si estendono ulteriormente a un miglioramento generale del benessere. La riduzione dell'infiammazione può influenzare positivamente il sistema digestivo, migliorando l'assorbimento di nutrienti e riducendo problemi come il gonfiore, il gas e l'irritabilità intestinale. Questo contribuisce a una migliore energia generale e a un sistema immunitario più forte, capace di combattere le infezioni più efficacemente.

Mantenere una dieta antinfiammatoria aiuta anche a regolare il peso corporeo, poiché molti degli alimenti inclusi sono nutrienti densi ma non calorici. Questo può aiutare a prevenire l'obesità, un noto fattore di rischio per molte malattie infiammatorie croniche.

In conclusione, mentre il prossimo punto, 1.4, esplorerà storie di successo e testimonianze che illustrano questi benefici in azione, è chiaro che la dieta antinfiammatoria non solo previene malattie ma migliora in modo sostanziale la qualità della vita su più fronti, permettendo alle persone di vivere più a lungo, più felici e in salute.

1.4 Storie di Successo e Testimonianze Iniziali

Le storie di successo e le testimonianze sono elementi vitali che dimostrano l'efficacia della dieta antinfiammatoria nella vita reale. Ascoltare da coloro che hanno trasformato la loro salute attraverso cambiamenti alimentari non solo fornisce ispirazione, ma anche prova tangibile dei benefici di adottare un approccio alimentare focalizzato sulla riduzione delle infiammazioni. In questo capitolo, esploriamo diverse testimonianze che illustrano il potenziale di guarigione della dieta antinfiammatoria.

Caso di Maria: Maria, una donna di 52 anni, soffriva di artrite reumatoide, una condizione dolorosa che limitava le sue attività quotidiane. Dopo l'introduzione di alimenti antinfiammatori come il salmone, le noci e abbondanti verdure a foglia verde nella sua dieta, ha notato una significativa riduzione del dolore e un miglioramento della mobilità. Maria afferma che la dieta antinfiammatoria non solo ha alleviato il suo dolore, ma le ha anche dato più energia e migliorato la sua qualità di vita generale.

Caso di Luca: Luca, un giovane professionista di 30 anni, lottava con frequenti episodi di depressione e ansia. Integrando più alimenti ricchi di omega-3 e antiossidanti nella sua dieta, ha sperimentato una notevole stabilizzazione del suo umore e una riduzione dei sintomi ansiosi. Luca attribuisce questi cambiamenti al miglioramento del suo regime alimentare, che ha anche aiutato a migliorare il suo focus e la sua chiarezza mentale.

Caso di Anna: Anna, una insegnante di 43 anni, era preoccupata per il rischio ereditario di malattie cardiache.

Dopo aver adottato una dieta antinfiammatoria, ha ridotto significativamente i suoi livelli di colesterolo cattivo e migliorato la pressione sanguigna. I controlli regolari hanno mostrato che la sua salute cardiovascolare è migliorata notevolmente, e Anna si sente più energica e meno preoccupata per la sua salute a lungo termine.

Queste storie, insieme a molte altre, non solo mostrano come la dieta antinfiammatoria possa essere personalizzata per affrontare vari problemi di salute, ma anche come possa portare a benefici sostanziali che vanno oltre la semplice gestione dei sintomi. La riduzione dell'infiammazione attraverso la dieta ha un impatto profondo sul benessere fisico e mentale, supportando una vita più attiva e soddisfacente.

Impatto della Comunità: Oltre ai casi individuali, è importante riconoscere l'impatto della comunità nel sostenere gli individui attraverso il loro percorso di salute. Gruppi di supporto online e locali, così come i forum dedicati alla dieta antinfiammatoria, offrono spazi dove le persone possono condividere le loro esperienze, scambiare ricette e consigli, e motivarsi a vicenda. Questa rete di supporto è cruciale per mantenere la motivazione e per affrontare le sfide che possono emergere nel mantenere cambiamenti di stile di vita a lungo termine.

Transizione al Prossimo Punto: Mentre ci avviciniamo al punto 1.5, rifletteremo su come utilizzare al meglio questo libro per iniziare il proprio viaggio verso una vita più sana. Il libro serve non solo come una guida ma anche come un compagno di viaggio per chi cerca di ridurre l'infiammazione e migliorare il proprio benessere attraverso scelte alimentari informate. Le testimonianze qui presentate sono la prova vivente che cambiare la propria dieta può davvero trasformare la propria vita.

1.5 <u>Cosa Aspettarsi dal Libro e Come Utilizzarlo</u>

Questo libro è stato progettato come una guida completa per chiunque desideri esplorare e adottare una dieta antinfiammatoria. La struttura e i contenuti sono pensati per offrire non solo teorie e principi di base, ma anche consigli pratici e strumenti utili che possono essere applicati nella vita quotidiana. Scoprire cosa aspettarsi da questo libro e come sfruttarlo al meglio può prepararti al successo nel tuo percorso verso una salute ottimale.

Una Guida Completa alla Dieta Antinfiammatoria: Prima di tutto, questo libro offre una panoramica dettagliata su cosa sia l'infiammazione e come essa influenzi la salute. Approfondiremo gli alimenti specifici che contribuiscono all'infiammazione e quelli che la combattono, fornendo una base solida su cui costruire la tua dieta antinfiammatoria. Ogni capitolo è arricchito con dati scientifici, esplicando il legame tra dieta e riduzione dell'infiammazione.

Strumenti Pratici per il Cambiamento: Per garantire che i lettori possano applicare concretamente le conoscenze acquisite, il libro include piani di pasto dettagliati, ricette settimanali e consigli su come modificare la propria alimentazione passo dopo passo. Questi strumenti sono progettati per essere flessibili, permettendo personalizzazioni in base alle esigenze individuali, preferenze e condizioni di salute esistenti.

Supporto Continuo e Motivazione: Capiremo che cambiare abitudini di vita può essere impegnativo, quindi il libro fornisce strategie per superare gli ostacoli comuni e mantenere alta la motivazione. Includiamo testimonianze e storie di successo per ispirare e motivare i lettori a perseguire i loro obiettivi di salute. Queste storie fungono da promemoria del potenziale di miglioramento della qualità della vita attraverso la dieta antinfiammatoria.

Risorse Aggiuntive: Oltre ai contenuti principali, il libro offre un elenco di risorse come siti web, blog, podcast e video che possono fornire ulteriori informazioni e supporto. Queste risorse sono selezionate per la loro affidabilità e utilità, estendendo il valore del libro ben oltre le sue pagine.

Preparazione al Successo: Ogni capitolo conclude con punti chiave, domande di revisione e azioni pratiche da intraprendere. Questi elementi sono pensati per rafforzare la comprensione e facilitare l'attuazione dei principi della dieta antinfiammatoria nella vita quotidiana. Questa struttura aiuta a trasformare la teoria in pratica, rendendo le informazioni non solo utili ma anche applicabili.

Transizione al Capitolo Successivo: Con una solida comprensione di cosa aspettarsi dal libro e come utilizzarlo, siamo pronti a immergerci più a fondo nell'argomento. Nel prossimo capitolo, esploreremo in dettaglio l'infiammazione: la sua natura, le cause, e come specifici alimenti e abitudini possono esacerbare o mitigare questo stato. Questa transizione dal generale al particolare aiuterà i lettori a legare i concetti introduttivi con applicazioni più dettagliate e specifiche, guidandoli verso una comprensione più completa di come una dieta antinfiammatoria possa essere implementata efficacemente per migliorare la salute e il benessere.

Capitolo 2: Comprendere l'Infiammazione

2.1 Che cos'è l'infiammazione e quali sono le sue cause

L'infiammazione è una risposta naturale del sistema immunitario a lesioni, infezioni o tossine. In condizioni normali, è un meccanismo di difesa essenziale che aiuta il corpo a guarire e a proteggersi da danni ulteriori. Tuttavia, quando l'infiammazione diventa cronica, può trasformarsi da protettiva a dannosa, contribuendo allo sviluppo di numerose malattie croniche.

Natura dell'Infiammazione: Esistono due tipi principali di infiammazione: acuta e cronica. L'infiammazione acuta è rapida e di breve durata, tipicamente causata da lesioni fisiche o infezioni. Si manifesta attraverso rossore, calore, gonfiore e dolore, segnalando l'attivazione del sistema immunitario che interviene per facilitare la guarigione. D'altra parte, l'infiammazione cronica è meno evidente e più insidiosa; si sviluppa lentamente e può persistere per mesi o anni.

Cause dell'Infiammazione Cronica: Le cause dell'infiammazione cronica sono varie e spesso interconnesse. Fattori di rischio includono:

- **Dieta scorretta**: Consumo eccessivo di zuccheri, grassi saturi e trans, e una scarsa assunzione di fibre e micronutrienti possono promuovere l'infiammazione.

- **Obesità**: Il tessuto adiposo, soprattutto quello viscerale, produce sostanze infiammatorie che possono contribuire all'infiammazione cronica.

- **Inattività fisica**: La mancanza di esercizio fisico regolare può aumentare l'infiammazione nel corpo.

- **Stress cronico**: Lo stress prolungato influisce negativamente sul sistema immunitario e può innescare o aggravare processi infiammatori.

- **Fumo e alcool**: Entrambi sono noti per il loro impatto negativo sul sistema immunitario e possono contribuire a stati infiammatori.

Implicazioni per la Salute: L'infiammazione cronica è associata a una vasta gamma di condizioni, tra cui malattie cardiovascolari, diabete, artrite, depressione, e alcune forme di cancro. Questo legame tra infiammazione e malattie croniche è dovuto al fatto che l'infiammazione persistente può danneggiare i tessuti e alterare il normale funzionamento degli organi.

Il riconoscimento e la comprensione di come l'infiammazione influisce sul corpo sono fondamentali per adottare misure preventive e terapeutiche efficaci. La dieta gioca un ruolo cruciale in questo contesto, poiché certi alimenti possono esacerbare l'infiammazione mentre altri possono aiutare a ridurla.

Preparazione per il Punto Successivo: Avendo esplorato la natura e le cause dell'infiammazione, il prossimo punto, 2.2, esaminerà la differenza tra infiammazione acuta e cronica in dettaglio. Questo aiuterà a capire come gestire efficacemente l'infiammazione attraverso interventi mirati, compresi quelli dietetici, che possono prevenire la transizione da uno stato acuto a uno cronico, promuovendo un'esistenza più sana e attiva. Questo approfondimento contribuirà a una migliore comprensione del legame diretto tra le scelte di vita, in particolare alimentari, e i loro effetti sull'infiammazione e, di conseguenza, sulla salute generale.

2.2 Differenza tra infiammazione acuta e cronica

L'infiammazione è un meccanismo di difesa fondamentale del nostro corpo, ma non tutte le infiammazioni sono uguali. È cruciale distinguere tra infiammazione acuta e cronica per comprendere come gestirle efficacemente attraverso la dieta e lo stile di vita. Questa distinzione aiuta anche a riconoscere i segnali che il corpo invia e come rispondere in modo appropriato per mantenere o ripristinare la salute ottimale.

Infiammazione Acuta: L'infiammazione acuta è la risposta immediata del corpo a un danno fisico o a un'infezione. Questo tipo di infiammazione è caratterizzato da sintomi ben definiti che appaiono rapidamente e sono di solito di breve durata. I segnali classici includono rossore, calore, gonfiore e dolore. Questi sintomi sono il risultato dell'aumento del flusso sanguigno e dell'accumulo di cellule immunitarie nel sito interessato per isolare e eliminare l'agente patogeno o per iniziare il processo di guarigione delle lesioni. Ad esempio, il rossore e il calore di un dito infetto sono segni evidenti di infiammazione acuta, così come il gonfiore e il dolore attorno a una ferita recente.

Infiammazione Cronica: A differenza dell'infiammazione acuta, quella cronica può essere subdola e persistente, spesso presentandosi senza sintomi immediatamente riconoscibili.

Questo tipo di infiammazione si sviluppa nel tempo e può durare per mesi o anni. L'infiammazione cronica è particolarmente pericolosa perché agisce come un fuoco lento che può danneggiare i tessuti e gli organi interni silenziosamente. Spesso, è associata a condizioni come l'obesità, il diabete di tipo 2, le malattie cardiache, varie forme di cancro, e malattie autoimmuni come l'artrite reumatoide. La persistenza di questa infiammazione può essere causata da una risposta immunitaria che non si spegne, esposizione continua a un irritante (come il fumo di sigaretta o un'alimentazione malsana), o da malattie che alterano il sistema immunitario.

Gestione dell'Infiammazione Acuta e Cronica: La gestione dell'infiammazione acuta generalmente si concentra sul trattamento immediato dei sintomi per alleviare il dolore e accelerare la guarigione, spesso con l'aiuto di farmaci anti-infiammatori. Tuttavia, la gestione dell'infiammazione cronica richiede un approccio più complesso e integrato che include modifiche dietetiche e dello stile di vita. La dieta antinfiammatoria, ricca di alimenti come verdure a foglia verde, frutti di bosco, grassi sani e proteine magre, gioca un ruolo chiave nel modulare la risposta infiammatoria del corpo. Evitare alimenti pro-infiammatori come zuccheri raffinati, grassi trans e cibi lavorati è altrettanto importante.

Transizione al Prossimo Punto: Con una comprensione chiara delle differenze tra infiammazione acuta e cronica e la consapevolezza dei loro rispettivi impatti sulla salute, siamo ora pronti a esplorare nel dettaglio come l'infiammazione cronica impatti specificamente la salute a lungo termine. Nel prossimo punto, 2.3, discuteremo l'importanza di identificare i sintomi dell'infiammazione cronica e le strategie per ridurre questo tipo di infiammazione attraverso scelte alimentari mirate e altri cambiamenti dello stile di vita. Questo approccio non solo aiuta a gestire l'infiammazione esistente, ma anche a prevenire l'insorgenza di condizioni di salute correlate, promuovendo così un benessere complessivo e duraturo.

2.3 Impatto dell'infiammazione sulla salute a lungo termine

L'infiammazione cronica, se non gestita, può avere un impatto devastante sulla salute a lungo termine, contribuendo allo sviluppo e alla progressione di numerose malattie croniche. Comprendere come l'infiammazione influenzi vari sistemi del corpo è fondamentale per adottare strategie di prevenzione e intervento mirate.

Collegamenti tra infiammazione cronica e malattie croniche: L'infiammazione cronica è un fattore noto nella patogenesi di diverse condizioni gravi, inclusi il diabete di tipo 2, le malattie cardiovascolari, l'artrite, alcune forme di cancro e malattie neurodegenerative come l'Alzheimer. Queste condizioni possono derivare dall'effetto prolungato dell'infiammazione sui tessuti corporei, causando danni cumulativi che compromettono la funzionalità degli organi.

- **Malattie Cardiovascolari:** L'infiammazione contribuisce alla formazione di placche nelle arterie (aterosclerosi), aumentando il rischio di attacchi cardiaci e ictus. La risposta infiammatoria cronica nei vasi sanguigni può portare a lesioni vascolari e a una maggiore rigidità arteriosa.

- **Diabete di Tipo 2:** L'infiammazione cronica influisce negativamente sulla capacità del corpo di utilizzare l'insulina, portando a un'insulino-resistenza che è un precursore del diabete.

- **Malattie Articolari:** Condizioni come l'artrite reumatoide sono direttamente legate all'infiammazione cronica, dove il sistema immunitario attacca erroneamente i tessuti sani, causando dolore e gonfiore articolare.

- **Cancro:** L'infiammazione cronica può contribuire alla proliferazione delle cellule tumorali, alla loro sopravvivenza e alla metastasi attraverso la creazione di un ambiente che sostiene la crescita del cancro.

- **Malattie Neurodegenerative:** L'infiammazione può accelerare il declino cognitivo interferendo con la capacità del cervello di pulirsi dai detriti cellulari e influenzando negativamente la neuroplasticità.

Strategie per mitigare l'impatto dell'infiammazione cronica: Per contrastare l'effetto negativo dell'infiammazione cronica sulla salute, è essenziale adottare un approccio olistico che includa dieta, esercizio fisico, e gestione dello stress.

- **Dieta:** Una dieta antinfiammatoria ricca di antiossidanti, omega-3, fibra e fitonutrienti può ridurre i livelli di marcatori infiammatori come la proteina C reattiva (CRP). Alimenti come verdure a foglia verde, frutti di bosco, olio di oliva e pesce grasso dovrebbero essere i pilastri di una dieta antinfiammatoria.

- **Esercizio fisico:** L'attività fisica regolare non solo aiuta nel controllo del peso, ma può anche abbassare la risposta infiammatoria del corpo.

- **Gestione dello stress:** Tecniche di riduzione dello stress come la meditazione, lo yoga e una sufficiente qualità del sonno sono essenziali per limitare la produzione di ormoni dello stress che possono peggiorare l'infiammazione.

Transizione al prossimo punto: Nel prossimo punto, 2.4, esploreremo come identificare gli alimenti che promuovono e quelli che riducono l'infiammazione. Questa comprensione è cruciale per poter intervenire tempestivamente prima che l'infiammazione cronica possa causare danni significativi e irreversibili. Approfondiremo i segnali di avvertimento, le modalità di valutazione e le misure preventive che possono essere integrate nella vita quotidiana per monitorare e gestire efficacemente l'infiammazione. Questo sapere permetterà ai lettori di prendere misure proattive per salvaguardare la loro salute a lungo termine.

2.4 Alimenti che promuovono vs. quelli che riducono l'infiammazione

Comprendere quali alimenti promuovono l'infiammazione e quali la riducono è essenziale per gestire e modulare la risposta infiammatoria del corpo attraverso la dieta. In questo capitolo, esploreremo gli alimenti che dovrebbero essere limitati o evitati e quelli che dovrebbero essere incoraggiati per ridurre l'infiammazione.

Alimenti che Promuovono l'Infiammazione: Gli alimenti che tendono a promuovere l'infiammazione nel corpo includono principalmente prodotti ultra-lavorati, grassi trans, zuccheri aggiunti, e carni lavorate. Ecco alcuni esempi specifici:

- **Grassi Trans e Saturi**: Trovati in molti snack confezionati, pasticceria industriale, fast food e fritti, questi grassi possono innescare processi infiammatori.

- **Zuccheri Aggiunti**: Presenti in bevande zuccherate, dolci, e molti prodotti confezionati, gli zuccheri raffinati stimolano l'infiammazione e possono contribuire all'insulino-resistenza.

- **Carne Rossa e Lavorata**: Il consumo frequente di carne rossa e di prodotti carnei lavorati è stato associato a livelli elevati di infiammazione, particolarmente problematici per condizioni come il cancro e le malattie cardiache.

- **Alimenti Raffinati**: Cereali bianchi e altri carboidrati raffinati possono contribuire all'infiammazione riducendo i livelli di fibre e aumentando il carico glicemico.

Alimenti che Riducono l'Infiammazione: D'altra parte, esistono numerosi alimenti che possono aiutare a ridurre l'infiammazione:

- **Omega-3**: Presenti in abbondanza nel pesce grasso come il salmone, le sardine e le aringhe, e in semi come quelli di lino e di chia, gli omega-3 sono noti per le loro proprietà anti-infiammatorie.

- **Frutta e Verdura Colorate**: Ricche di antiossidanti, vitamine e minerali, frutta e verdura come bacche, ciliegie, spinaci e broccoli combattono l'infiammazione e supportano la salute generale.

- **Cereali Integrali**: Alimenti come l'avena, il riso integrale e il grano saraceno sono ricchi di fibre, che possono aiutare a ridurre i livelli di infiammazione.

- **Noci e Semi**: Le noci, le mandorle, i semi di girasole e i semi di zucca contengono grassi salutari, proteine e fibre che aiutano a combattere l'infiammazione.

Incorporare Cambiamenti nella Dieta: Per incorporare questi cambiamenti, è utile fare scelte consapevoli e graduale. Iniziare sostituendo gli alimenti pro-infiammatori con quelli anti-infiammatori può essere un modo semplice per iniziare. Ad esempio, sostituire il pane bianco con quello integrale o scegliere snack a base di noci anziché patatine confezionate può fare una grande differenza.

Transizione al Prossimo Punto: Dopo aver compreso l'impatto degli alimenti sulla risposta infiammatoria del corpo, nel punto successivo, 2.5, esamineremo come identificare i sintomi dell'infiammazione nel corpo. Questa conoscenza è fondamentale per chiunque stia cercando di capire meglio le proprie condizioni di salute e di adattare la propria dieta per ottimizzare il benessere. Sarà essenziale apprendere a riconoscere i segni sottili e meno evidenti dell'infiammazione cronica, permettendo così interventi tempestivi e mirati.

2.5 Come identificare i sintomi dell'infiammazione nel corpo

L'identificazione precoce dei sintomi dell'infiammazione è cruciale per intervenire tempestivamente e prevenire l'evoluzione in condizioni croniche più gravi. Questa sezione esplorerà come riconoscere i segnali di infiammazione cronica e acuta, permettendo ai lettori di monitorare efficacemente la propria salute e di adattare le loro scelte di vita per mitigare l'infiammazione.

Sintomi di Infiammazione Acuta: L'infiammazione acuta è generalmente più facile da riconoscere poiché i sintomi sono spesso evidenti e si verificano in risposta a un infortunio o un'infezione. I segni classici includono:

- **Dolore**: L'area infiammata spesso fa male, soprattutto quando viene toccata.

- **Rossore**: L'area colpita può apparire rossa a causa dell'aumento del flusso sanguigno.

- **Calore**: L'area infiammata può sentirsi calda al tatto.

- **Gonfiore**: L'accumulo di fluido può causare un rigonfiamento evidente.

- **Perdita di Funzione**: A volte, l'infiammazione può limitare il movimento o la funzionalità dell'area colpita.

Sintomi di Infiammazione Cronica: I segni di infiammazione cronica possono essere meno ovvi e più insidiosi, emergendo gradualmente nel tempo e spesso senza sintomi acuti evidenti. Ecco alcuni indicatori da monitorare:

- **Affaticamento Persistente**: Una sensazione di stanchezza che non migliora con il riposo può indicare un'infiammazione cronica.

- **Dolore Diffuso**: Dolore muscolare o articolare persistente senza una causa evidente può essere un segnale.

- **Problemi Digestivi**: Compresi gonfiore, diarrea o costipazione, che possono indicare infiammazione del tratto digestivo.

- **Variazioni di Peso**: Perdita o aumento di peso inspiegabile può essere legato a infiammazione.

- **Frequenti Infezioni**: Se si verificano infezioni ricorrenti, può essere un segno che il sistema immunitario è compromesso da un'infiammazione cronica.

Valutazione Medica e Test Diagnostici: Se si sospetta un'infiammazione cronica, è importante consultare un medico per una valutazione approfondita. I medici possono raccomandare test come la misurazione della proteina C reattiva (PCR) o della velocità di eritrosedimentazione (VES), che possono aiutare a confermare la presenza e l'estensione dell'infiammazione.

Documentazione e Monitoraggio: Tenere un diario dei sintomi può aiutare a tracciare eventuali cambiamenti nel tempo, facilitando la discussione con i professionisti della salute. Annotare i dettagli relativi al dolore, alla dieta, all'attività fisica e al sonno può fornire indizi utili per determinare le cause o i fattori aggravanti dell'infiammazione.

Transizione al Prossimo Punto: Avendo esplorato come identificare i sintomi dell'infiammazione, nel prossimo capitolo, passeremo a discutere gli alimenti specifici che possono aiutare a combattere l'infiammazione. Nel punto 3.1, esamineremo in dettaglio il ruolo dei frutti di bosco e le loro proprietà antiossidanti, nella riduzione dell'infiammazione e nel supporto alla salute generale. Questo approfondimento permetterà ai lettori di fare scelte alimentari informate basate su benefici scientificamente provati, sfruttando il potere della nutrizione per migliorare la loro qualità di vita.

Capitolo 3: Alimenti Antinfiammatori Fondamentali

3.1 Frutti di bosco e loro proprietà antiossidanti

I frutti di bosco sono rinomati per le loro intense proprietà antiossidanti, che li rendono alleati preziosi nella lotta contro l'infiammazione e nella promozione della salute generale. Questo capitolo esplora il valore nutrizionale dei frutti di bosco, come fragole, mirtilli, lamponi e more, focalizzandosi sui loro benefici specifici nel ridurre l'infiammazione e supportare il benessere complessivo.

Proprietà Antiossidanti dei Frutti di Bosco: I frutti di bosco sono eccezionalmente ricchi di antiossidanti come le antocianine, i flavonoidi e la vitamina C, che aiutano a neutralizzare i radicali liberi nel corpo. I radicali liberi sono molecole instabili che possono causare danni cellulari e contribuire allo sviluppo dell'infiammazione cronica e di malattie correlate. Consumare frutti di bosco può quindi aiutare a ridurre il livello di stress ossidativo, un importante fattore di rischio per numerose patologie croniche.

Benefici per la Salute dell'Infiammazione Ridotta: La riduzione dell'infiammazione grazie agli antiossidanti presenti nei frutti di bosco può avere effetti benefici su molteplici aspetti della salute:

- **Salute Cardiovascolare:** I frutti di bosco supportano la salute del cuore riducendo l'infiammazione nelle arterie, il che può prevenire o rallentare lo sviluppo dell'aterosclerosi. Inoltre, i loro componenti possono migliorare il profilo lipidico e ridurre la pressione sanguigna.

- **Funzione Cognitiva:** Studi suggeriscono che gli antiossidanti nei frutti di bosco possono migliorare la memoria e le funzioni cognitive, possibilmente riducendo l'infiammazione nel cervello e proteggendo le cellule nervose dai danni.

- **Controllo del Peso e Metabolismo:** Integrare frutti di bosco nella dieta può aiutare nella gestione del peso grazie al loro basso contenuto calorico e alta fibra, che aiuta a sentirsi sazi più a lungo, riducendo così l'apporto calorico complessivo.

Incorporare Frutti di Bosco nella Dieta: Per massimizzare i benefici dei frutti di bosco, è consigliabile consumarli regolarmente e in forma fresca o congelata per preservare al massimo le loro proprietà nutritive. Ecco alcune idee pratiche:

- **A Colazione:** Aggiungi mirtilli o lamponi ai cereali, allo yogurt o frullatili per un smoothie ricco di nutrienti.

- **Come Snack:** Una manciata di frutti di bosco può essere un perfetto snack pomeridiano o un'aggiunta salutare a insalate o dessert.

- **In Ricette Creative:** Utilizza frutti di bosco in salse, dressing per insalate o come base per condimenti dolci o piccanti.

Sostenibilità e Accessibilità: Sebbene i frutti di bosco possano essere più costosi rispetto ad altri frutti, la loro disponibilità come prodotti congelati offre un'opzione economica e praticabile tutto l'anno, permettendo a tutti di integrare questi potenti antiossidanti nella propria dieta quotidiana.

Transizione al Prossimo Punto: Dopo aver esplorato i benefici antiossidanti dei frutti di bosco, il prossimo punto, 3.2, tratterà i benefici degli acidi grassi omega-3 trovati nel pesce. Questi nutrienti essenziali offrono un altro potente strumento per combattere l'infiammazione, migliorare la salute cardiovascolare e supportare il funzionamento cerebrale, integrandosi perfettamente con i benefici forniti dai frutti di bosco per un approccio comprensivo alla riduzione dell'infiammazione.

3.2 Benefici degli acidi grassi omega-3 trovati nel pesce

Gli acidi grassi omega-3 sono nutrienti essenziali noti per le loro impressionanti proprietà anti-infiammatorie e per i benefici che apportano alla salute cardiovascolare e cerebrale. Il pesce, in particolare le varietà grasse come il salmone, le sardine e il pesce azzurro, è una delle fonti più ricche di omega-3 EPA (acido eicosapentaenoico) e DHA (acido docosaesaenoico). Questo capitolo esamina come gli omega-3 influenzino l'infiammazione e promuovano una salute ottimale.

Proprietà Anti-infiammatorie degli Omega-3: Gli omega-3 lavorano per ridurre l'infiammazione nel corpo in diversi modi. Primo, interferiscono con la produzione di molecole infiammatorie come le eicosanoidi e le citochine. Studi hanno mostrato che EPA e DHA possono ridurre l'espressione di proteine infiammatorie come la proteina C reattiva (PCR) e l'interleuchina-6. Secondo, favoriscono la produzione di composti chiamati risolvine e proteine, che aiutano a risolvere l'infiammazione in modo efficace.

Benefici per la Salute Cardiovascolare: Gli acidi grassi omega-3 sono celebri per i loro effetti benefici sulla salute del cuore. Riducendo l'infiammazione, gli omega-3 possono diminuire il rischio di aterosclerosi, la condizione che porta alla formazione di placche nelle arterie. Inoltre, aiutano a mantenere bassi i livelli di trigliceridi nel sangue, riducono la pressione arteriosa e migliorano la funzionalità endoteliale, contribuendo a un sistema cardiovascolare più sano.

Impatti sulla Salute Cerebrale: EPA e DHA hanno un ruolo cruciale nel mantenere l'integrità delle membrane cellulari, particolarmente importanti nel cervello, dove influenzano la fluidità delle membrane e la funzione dei recettori. Questi acidi grassi sono essenziali per la neuroprotezione, contribuendo a ridurre l'infiammazione cerebrale che può essere associata a condizioni come la depressione e il declino cognitivo. Consumare regolarmente pesce ricco di omega-3 può anche migliorare l'umore e le capacità cognitive.

Incorporazione di Omega-3 nella Dieta: Per sfruttare al meglio i benefici degli omega-3, si raccomanda di consumare pesce grasso almeno due volte a settimana. Altre fonti di omega-3 includono alghe, semi di lino, noci e olio di semi di canapa, che possono essere alternative per chi non consuma pesce.

Sostenibilità e Considerazioni Etiche: Nel consumare pesce, è importante considerare la sostenibilità e l'impatto ambientale. Scegliere pesce proveniente da fonti sostenibili e pratiche di pesca responsabili può aiutare a minimizzare l'impatto negativo sull'ambiente marino.

Transizione al Prossimo Punto: Dopo aver discusso i benefici degli acidi grassi omega-3, il prossimo punto, 3.3, esplorerà le verdure a foglia verde e il loro ruolo nel combattere l'infiammazione. Queste verdure sono un altro pilastro della dieta antinfiammatoria, lavorando in sinergia con gli omega-3 per fornire un potente effetto anti-infiammatorio e promuovere una salute generale eccellente. L'analisi di come le verdure a foglia verde influenzino direttamente i processi infiammatori fornirà una comprensione più completa di come una dieta ben bilanciata possa supportare la riduzione dell'infiammazione e migliorare il benessere complessivo.

3.3 Verdure a foglia verde e il loro ruolo nel combattere l'infiammazione

Le verdure a foglia verde sono essenziali in una dieta antinfiammatoria per la loro ricchezza in nutrienti, vitamine e minerali che giocano un ruolo cruciale nel modulare le risposte infiammatorie del corpo. Questo capitolo esplora come spinaci, cavoli, bietole e altre verdure a foglia verde contribuiscano a ridurre l'infiammazione e promuovano una salute ottimale.

Componenti Nutrizionali delle Verdure a Foglia Verde: Le verdure a foglia verde sono cariche di vitamine, come la vitamina K, vitamina C, vitamina E, e del gruppo B, e minerali come il ferro e il calcio. Sono anche una fonte eccellente di fitonutrienti, inclusi flavonoidi, carotenoidi e altri potenti antiossidanti che proteggono le cellule dallo stress ossidativo e limitano la produzione di molecole infiammatorie nel corpo.

Effetti Anti-infiammatori: Uno degli aspetti più benefici delle verdure a foglia verde è la loro capacità di influenzare positivamente i processi infiammatori. Questi vegetali contengono alte quantità di antiossidanti che aiutano a neutralizzare i radicali liberi, prevenendo così il danno cellulare che può portare all'infiammazione cronica. Inoltre, la ricchezza di vitamina K in queste verdure supporta la salute delle ossa e limita i processi infiammatori nelle cellule.

Salute Cardiovascolare e Cognitiva: Consumare regolarmente verdure a foglia verde può migliorare la salute cardiovascolare riducendo la pressione arteriosa e migliorando il profilo lipidico, grazie alla loro abbondanza di fibra e antiossidanti. La fibra aiuta anche a regolare i livelli di zucchero nel sangue, prevenendo picchi che possono causare infiammazione e stress cellulare. Per quanto riguarda la salute cerebrale, gli antiossidanti come i carotenoidi e i flavonoidi sono stati collegati al miglioramento della funzione cognitiva e alla riduzione del rischio di declino mentale legato all'età.

Incorporazione nelle Dieta: Le verdure a foglia verde sono incredibilmente versatili e possono essere facilmente incorporate in ogni pasto:

- **Frullati**: Aggiungere spinaci o cavolo a frullati per una ricca dose di nutrienti senza alterare troppo il gusto.

- **Insalate**: Creare insalate variegate con una base di verdure a foglia verde, aggiungendo altri vegetali colorati, semi e noci per un pasto ricco di nutrienti.

- **Contorni Cotti**: Saltare brevemente spinaci o bietole con aglio e olio d'oliva per un contorno semplice ma potente.

- **Snack**: Le chips di cavolo possono essere un'alternativa croccante e salutare alle patatine tradizionali.

Sostenibilità e Accessibilità: Le verdure a foglia verde sono generalmente disponibili tutto l'anno e possono essere coltivate anche in piccoli spazi come giardini urbani o balconi, rendendole un'opzione sostenibile e accessibile per arricchire la dieta.

Transizione al Prossimo Punto: Dopo aver esplorato i benefici delle verdure a foglia verde, il prossimo punto, 3.4, discuterà l'importanza dei semi e delle noci come snack salutari e potenti. Questi alimenti non solo complementano le verdure a foglia verde nel combattere l'infiammazione, ma offrono anche grassi salutari, proteine e altri nutrienti essenziali che possono rafforzare ulteriormente la salute del cuore e del cervello, integrandosi perfettamente in una dieta antinfiammatoria complessiva.

3.4 Semi e noci come snack salutari e potenti

Semi e noci sono rinomati per i loro benefici nutrizionali e la loro capacità di combattere l'infiammazione, rendendoli uno snack ideale per chi segue una dieta antinfiammatoria. Questo capitolo esplora come questi piccoli ma potenti alimenti possano influenzare positivamente la salute, ridurre l'infiammazione e promuovere il benessere generale.

Proprietà Nutrizionali dei Semi e delle Noci: Semi come quelli di chia, lino, girasole e zucca, e noci come mandorle, noci e noci pecan sono ricchi di acidi grassi omega-3, fibra, proteine vegetali, e vari micronutrienti essenziali. Questi alimenti sono anche una buona fonte di antiossidanti, come la vitamina E, che protegge le cellule dallo stress ossidativo e combatte l'infiammazione nel corpo.

Benefici Anti-infiammatori: Gli acidi grassi omega-3 presenti in molte noci e semi sono noti per le loro proprietà anti-infiammatorie. La fibra in questi alimenti aiuta anche a ridurre i livelli di C-reactive protein (CRP), un marcatore infiammatorio nel sangue. Inoltre, la fibra promuove una digestione sana, supportando la crescita di batteri intestinali benefici che possono aiutare a regolare l'infiammazione e l'immunità.

Supporto alla Salute Cardiovascolare: Consumare regolarmente semi e noci è stato collegato a una riduzione del rischio di malattie cardiovascolari. Questi alimenti migliorano il profilo lipidico riducendo i livelli di LDL (colesterolo "cattivo") e aumentando l'HDL (colesterolo "buono"). La loro ricchezza di magnesio e potassio aiuta anche a regolare la pressione sanguigna.

Contributo alla Salute Mentale: Gli acidi grassi omega-3 e gli antiossidanti trovati nei semi e nelle noci possono avere effetti benefici sulla salute mentale. Studi suggeriscono che possono migliorare l'umore e ridurre i rischi di disturbi depressivi e ansia. Inoltre, il supporto alla funzione cognitiva e la prevenzione del declino cognitivo sono particolarmente importanti per le persone di tutte le età.

Incorporazione di Semi e Noci nella Dieta:

- **Come Snack:** Un pugno di noci o semi può essere un ottimo snack per placare la fame senza ricorrere a cibi processati e zuccherati.

- **In Insalate:** Aggiungere semi o noci tritati alle insalate può arricchirle con una croccantezza nutriente e aumentare il contenuto di fibre e proteine.

- **In Frullati:** I semi di chia o di lino possono essere miscelati in frullati per aggiungere texture e nutrienti essenziali.

- **In Pasti Cucinati:** Usare noci tritate come guarnizione su piatti di pasta o verdure cotte per aggiungere un tocco di sapore e benefici per la salute.

Transizione al Prossimo Punto: Dopo aver esplorato i benefici nutrizionali e anti-infiammatori dei semi e delle noci, il prossimo punto, 3.5, tratterà l'uso di spezie ed erbe con proprietà antinfiammatorie. Come i semi e le noci, anche le spezie e le erbe giocano un ruolo cruciale nella riduzione dell'infiammazione e possono essere facilmente integrate in una dieta quotidiana. Esamineremo come questi ingredienti non solo arricchiscano il sapore dei cibi ma contribuiscano anche a un benessere complessivo, fornendo un altro strumento potente nella lotta contro l'infiammazione.

3.5 Spezie e erbe con proprietà antinfiammatorie

Spezie ed erbe non sono solo componenti essenziali per aggiungere sapore ai piatti, ma sono anche potenti alleati nella lotta contro l'infiammazione. Questo capitolo esplora come spezie ed erbe con proprietà antinfiammatorie possano essere integrate nella dieta quotidiana per promuovere la salute e il benessere generale.

Principali Spezie ed Erbe Antinfiammatorie:

1. **Curcuma:** Famosa per il suo principio attivo, la curcumina, la curcuma è una delle spezie più potenti per combattere l'infiammazione. È ampiamente studiata per le sue proprietà antinfiammatorie e antiossidanti, che

aiutano a ridurre il dolore e la rigidità nelle condizioni infiammatorie come l'artrite.

2. **Zenzero**: Un altro potente antinfiammatorio, lo zenzero è utilizzato sia in forma fresca che in polvere per alleviare il dolore e l'infiammazione, spesso usato per trattare disturbi gastrointestinali e come rimedio naturale contro nausea e mal d'auto.

3. **Rosmarino**: Questa erba aromatica non solo aggiunge sapore ai piatti, ma contiene anche acido rosmarinico e altri antiossidanti che supportano il sistema immunitario e riducono l'infiammazione.

4. **Cannella**: Conosciuta per le sue proprietà antidiabetiche, la cannella riduce anche l'infiammazione nel corpo. È particolarmente utile per gestire i livelli di zucchero nel sangue, che, quando sono alti, possono contribuire a stati infiammatori.

5. **Aglio**: L'aglio non è solo un potente antibatterico, ma ha anche capacità antinfiammatorie grazie ai suoi composti solforati, che possono aiutare a ridurre il rischio di malattie cardiache e migliorare la salute immunitaria.

Integrazione nelle Dieta: Integrare queste spezie ed erbe nella dieta quotidiana è un modo eccellente per sfruttare i loro benefici antinfiammatori:

- **Curcuma**: Aggiungila ai frullati, ai curry, o alle zuppe. Per aumentare l'assorbimento della curcumina, combinare la curcuma con un po' di pepe nero.

- **Zenzero**: Incorporalo in tè, frullati, piatti a base di riso o marinate per carne e pesce.

- **Rosmarino**: Usalo per marinare carni o come aggiunta in focacce e altri prodotti da forno.

- **Cannella**: Spolverizzala su yogurt, cereali, o utilizzala in pasticceria.

- **Aglio**: Aggiungi aglio fresco tritato a salse, zuppe e piatti di pasta o come condimento per carni e verdure grigliate.

Benefici Oltre l'Antinfiammazione: Oltre a combattere l'infiammazione, queste spezie ed erbe offrono una vasta gamma di benefici per la salute, tra cui il potenziamento del sistema immunitario, la protezione contro malattie cardiache e il miglioramento della salute gastrointestinale. Inoltre, il loro uso regolare può contribuire a ridurre la dipendenza da sale, zucchero e grassi nella dieta, promuovendo un'alimentazione più equilibrata e sana.

Transizione al Prossimo Punto: Dopo aver esaminato come le spezie ed erbe possono servire come potenti antinfiammatori naturali, il prossimo capitolo, 4.1, discuterà gli alimenti pro-infiammatori comuni che dovrebbero essere limitati o evitati. Comprendere quali alimenti possono esacerbare l'infiammazione è essenziale per gestire efficacemente o prevenire condizioni infiammatorie e per mantenere un'ottima salute generale.

Capitolo 4: Alimenti da Evitare

4.1 Alimenti pro-infiammatori comuni e perché evitarli

Nel contesto di una dieta antinfiammatoria, è cruciale non solo incorporare alimenti che combattono l'infiammazione, ma anche riconoscere e ridurre quelli che la promuovono. Gli alimenti pro-infiammatori possono esacerbare condizioni esistenti come l'artrite, il diabete e le malattie cardiovascolari. Questo capitolo esplora alcuni degli alimenti pro-infiammatori più comuni e spiega perché dovrebbero essere limitati o evitati.

Principali Alimenti Pro-infiammatori:

1. **Zuccheri Aggiunti**: Alimenti ricchi di zuccheri aggiunti, come dolci, bevande zuccherate e molti snack confezionati, possono aumentare i livelli di infiammazione nel corpo. L'eccesso di zucchero stimola la produzione di molecole infiammatorie come le citochine, e può compromettere l'efficacia del sistema immunitario.

2. **Grassi Trans**: Presenti in molti alimenti fritti, snack confezionati e margarine, i grassi trans sono stati collegati a livelli aumentati di infiammazione e sono noti per il loro impatto negativo sul profilo lipidico, aumentando il rischio di malattie cardiovascolari.

3. **Carni Rosse e Lavorate**: Il consumo eccessivo di carni rosse e lavorate (come salumi, salsicce e bacon) è associato a livelli più alti di infiammazione. Questi alimenti sono ricchi di grassi saturi e, nel caso delle carni

lavorate, di conservanti che possono promuovere l'infiammazione.

4. **Alimenti Raffinati**: Prodotti come il pane bianco, la pasta e altri cibi elaborati con farine raffinate possono contribuire all'infiammazione a causa del loro alto indice glicemico, che può causare picchi di zucchero nel sangue e stress infiammatorio.

5. **Alcol**: Il consumo eccessivo di alcol può danneggiare il fegato e aumentare l'infiammazione. L'alcol può alterare l'equilibrio delle batterie intestinali e promuovere la permeabilità intestinale, permettendo alle tossine di entrare nel circolo sanguigno e innescare risposte infiammatorie.

Perché Evitare Alimenti Pro-infiammatori: Evitare questi alimenti è vitale per mantenere bassi i livelli di infiammazione cronica nel corpo. Una dieta alta in alimenti pro-infiammatori può non solo peggiorare le condizioni infiammatorie esistenti ma anche aumentare il rischio di sviluppare altre malattie croniche come l'obesità, il diabete di tipo 2, e varie forme di cancro. Inoltre, l'infiammazione cronica è stata collegata a un declino della funzione cognitiva e a malattie mentali come la depressione.

Consigli per Ridurre gli Alimenti Pro-infiammatori nella Dieta:

- **Leggere le etichette**: Evitare prodotti con zuccheri aggiunti, grassi trans e un alto contenuto di sodio.

- **Scegliere cereali integrali**: Preferire alimenti a base di grani interi piuttosto che quelli raffinati.

- **Limitare l'alcol**: Ridurre il consumo di alcol e preferire un consumo moderato.

- **Preferire metodi di cottura sani**: Optare per la cottura al vapore, al forno o alla griglia invece che per la frittura.

Transizione al Prossimo Punto: Dopo aver compreso l'importanza di evitare alimenti pro-infiammatori, il prossimo punto, 4.2, approfondirà l'impatto specifico degli zuccheri e dei grassi saturi sulla salute. Esploreremo come queste sostanze influenzano direttamente i processi infiammatori nel corpo e discuteremo strategie per limitarne il consumo nel contesto di una dieta equilibrata e salutare.

4.2 Impatto degli zuccheri e dei grassi saturi sulla salute

La comprensione dell'impatto degli zuccheri e dei grassi saturi sulla salute è fondamentale per chiunque desideri mantenere o migliorare la propria condizione fisica e ridurre il rischio di malattie infiammatorie. Questo capitolo esplora come questi nutrienti influenzano specificamente il corpo, contribuendo all'infiammazione e ad altre problematiche sanitarie.

Effetti degli Zuccheri sulla Salute: Gli zuccheri, in particolare quelli aggiunti, hanno un impatto significativo sulla salute. Il consumo eccessivo di zuccheri può portare a:

- **Aumento dell'infiammazione**: Gli zuccheri stimolano la liberazione di citochine infiammatorie nel corpo. Questo processo non solo peggiora le condizioni infiammatorie esistenti, come l'artrite, ma può anche contribuire allo sviluppo di malattie croniche.

- **Resistenza all'insulina e diabete di tipo 2**: L'elevato apporto di zucchero costringe il pancreas a produrre più insulina, portando nel tempo a resistenza insulinica, una condizione preludio al diabete.

- **Aumento di peso e obesità**: Gli zuccheri aggiunti sono altamente calorici e spesso consumati in forme che non forniscono sazietà, contribuendo all'assunzione eccessiva di calorie e all'aumento di peso.

Impatto dei Grassi Saturi sulla Salute: I grassi saturi, trovati in alimenti come carni rosse, burro e alcuni oli tropicali, possono anche avere effetti nocivi quando consumati in eccesso:

- **Aumento dei livelli di colesterolo**: I grassi saturi possono aumentare i livelli di colesterolo LDL (cattivo), un fattore di rischio significativo per le malattie cardiovascolari.

- **Contributo all'infiammazione sistemica**: Studi indicano che i grassi saturi possono attivare vie infiammatorie nel corpo, contribuendo a condizioni croniche come malattie cardiache e diabete.

- **Rischio di malattie cardiache**: L'eccesso di grassi saturi è stato collegato all'aterosclerosi, una condizione in cui le arterie si induriscono e si restringono a causa dell'accumulo di placca, aumentando il rischio di attacchi cardiaci e ictus.

Strategie per Ridurre Zuccheri e Grassi Saturi nella Dieta:

- **Scegliere fonti di carboidrati più sane**: Preferire cereali integrali, frutta e verdura rispetto ai prodotti raffinati e agli zuccheri aggiunti.

- **Leggere le etichette nutrizionali:** Evitare prodotti che elencano zuccheri aggiunti o grassi saturi tra i primi ingredienti.

- **Cucinare in casa:** Preparare i pasti in casa può aiutare a controllare la quantità di zuccheri e grassi saturi nella dieta.

- **Optare per grassi più sani:** Sostituire i grassi saturi con grassi insaturi trovati in oli come oliva, canola e in alimenti come pesci grassi e noci.

Transizione al Prossimo Punto: Dopo aver approfondito gli effetti negativi degli zuccheri e dei grassi saturi, il prossimo punto, 4.3, esplorerà un altro gruppo di componenti alimentari problematici: gli additivi alimentari. Questi ingredienti, spesso nascosti in molti prodotti confezionati, possono avere una vasta gamma di effetti negativi sulla salute, specialmente in termini di contribuire all'infiammazione e ad altre problematiche sanitarie. Discuteremo specifici additivi da evitare e forniremo consigli su come identificare e limitare il loro consumo per una dieta più pulita e salutare.

4.3 Additivi alimentari e loro effetti negativi

Gli additivi alimentari sono spesso incorporati nei prodotti confezionati per migliorarne il sapore, la consistenza o la durata di conservazione. Tuttavia, alcuni di questi additivi possono avere effetti negativi sulla salute, specialmente in termini di promozione dell'infiammazione e di altri disturbi cronici. Questo capitolo esamina gli additivi alimentari comuni da evitare e discute il loro impatto potenzialmente nocivo sulla salute.

Additivi Alimentari Comuni e i Loro Effetti sulla Salute:

1. **Coloranti Artificiali**: Trovati in molti cibi e bevande colorati artificialmente, alcuni coloranti sono stati collegati a reazioni allergiche, iperattività nei bambini e altri problemi di salute.

2. **Conservanti Artificiali**: Sostanze come il benzoato di sodio e il sorbato di potassio sono usati per prevenire la crescita microbica nei cibi. Tuttavia, possono provocare infiammazione e sono stati associati a rischi per la salute come disturbi respiratori e reazioni allergiche.

3. **Emulsionanti**: Sostanze come la lecitina, il polisorbato 80 e il carbossimetilcellulosa vengono aggiunte per migliorare la texture dei cibi. Studi recenti suggeriscono che questi possono alterare la flora intestinale e potrebbero contribuire a condizioni infiammatorie come la malattia infiammatoria intestinale.

4. **Edulcoranti Artificiali**: Nonostante siano utilizzati per ridurre il contenuto calorico dei cibi, edulcoranti come l'aspartame, il sucralosio e il saccarina possono alterare il microbioma intestinale e potenzialmente innescare processi infiammatori.

Implicazioni per la Salute dell'Infiammazione Indotta da Additivi: L'infiammazione indotta da additivi può manifestarsi in diversi modi, inclusa l'aggravazione di condizioni infiammatorie esistenti come l'artrite e l'asma. Inoltre, la perturbazione del microbioma intestinale causata da alcuni additivi può portare a un aumento della permeabilità intestinale, spesso chiamata "intestino permeabile", che permette a tossine e patogeni di entrare nel flusso sanguigno e innescare una risposta infiammatoria sistemica.

Consigli per Evitare Additivi Nocivi:

- **Leggere attentamente le etichette**: Diventare consapevoli degli ingredienti nei prodotti alimentari è il primo passo per evitare quelli con additivi nocivi.

- **Preferire alimenti integrali**: Concentrarsi su una dieta basata su alimenti non trasformati riduce l'esposizione agli additivi.

- **Cucinare in casa**: Preparare i pasti da zero permette un controllo completo sugli ingredienti usati.

- **Informarsi**: Mantenersi informati sugli studi più recenti riguardanti gli additivi alimentari può aiutare a fare scelte consapevoli.

Transizione al Prossimo Punto: Avendo esaminato gli effetti negativi degli additivi alimentari sulla salute, il prossimo punto, 4.4, offrirà strategie concrete per eliminare gradualmente questi cibi dalla dieta. Esploreremo come integrare più alimenti integrali e naturali nella routine quotidiana e ridurre la dipendenza da cibi confezionati che possono esacerbare l'infiammazione o contribuire ad altre problematiche sanitarie. Questi passaggi aiuteranno a promuovere un regime alimentare più pulito e più sano, migliorando il benessere generale e riducendo il rischio di malattie croniche.

4.4 Strategie per eliminare gradualmente questi cibi dalla dieta

La riduzione progressiva degli alimenti pro-infiammatori è un passo essenziale verso il miglioramento della salute e la riduzione del rischio di malattie croniche. Questo capitolo propone strategie pratiche per aiutare a eliminare gradualmente dalla dieta i cibi che possono esacerbare l'infiammazione, facilitando la transizione verso un'alimentazione più salutare e nutritiva.

Identificazione degli Alimenti da Eliminare: Prima di tutto, è cruciale identificare gli alimenti che contribuiscono all'infiammazione. Questi includono:

- Alimenti con zuccheri aggiunti, come dolci e bevande zuccherate.

- Cibi ricchi di grassi saturi e trans, come snack confezionati e fast food.

- Prodotti con additivi artificiali, come coloranti e conservanti.

- Alimenti ultra-lavorati che contengono una lunga lista di ingredienti, molti dei quali difficili da riconoscere.

Pianificazione del Cambiamento:

1. **Fare scelte informate:** Utilizzare la conoscenza degli alimenti pro-infiammatori per fare scelte consapevoli al supermercato. Optare per prodotti con etichette più brevi e ingredienti naturali.

2. **Pianificazione dei pasti:** Preparare un piano settimanale che includa piatti fatti in casa con ingredienti freschi e minimamente lavorati. La pianificazione aiuta a resistere alla tentazione di cibi confezionati e fast food, specialmente durante i momenti di stress o di fretta.

3. **Introduzione graduale di alternative sane:** Sostituire gradualmente gli alimenti pro-infiammatori con opzioni

più salutari. Ad esempio, sostituire le bevande zuccherate con acqua aromatizzata naturalmente o tè non zuccherato, e i snack lavorati con frutta fresca o noci.

Sostegno e Coinvolgimento:

- **Cercare supporto:** Condividere i propri obiettivi con amici o familiari può aiutare a rimanere motivati. Considerare la possibilità di unirsi a gruppi online o comunità che promuovono un'alimentazione sana.

- **Coinvolgimento nella preparazione dei cibi:** Coinvolgere i membri della famiglia nella preparazione dei pasti può rendere il processo più divertente e educativo. Questo è particolarmente utile per incoraggiare i bambini a mangiare cibi sani e a sviluppare abitudini alimentari positive.

Valutazione e Aggiustamento:

- **Monitoraggio del progresso:** Tenere un diario alimentare per monitorare non solo cosa si mangia, ma anche come ci si sente dopo aver mangiato determinati cibi. Questo può aiutare a identificare gli alimenti che potrebbero non essere salutari per il proprio corpo.

- **Essere flessibili e pazienti:** La transizione a una dieta più sana è un processo. È normale avere dei giorni migliori di altri, ma l'importante è continuare a fare scelte consapevoli ogni giorno.

Transizione al Prossimo Punto: Dopo aver delineato le strategie per eliminare gradualmente gli alimenti pro-infiammatori, il prossimo passo, illustrato nel punto 4.5, sarà imparare a leggere e comprendere le etichette alimentari.

Questo è fondamentale per fare scelte informate e consapevoli, evitando alimenti che mascherano i loro contenuti pro-infiammatori dietro nomi complicati o marketing ingannevole. Questa abilità è essenziale per mantenere una dieta coerente con gli obiettivi di salute a lungo termine.

4.5 Lettura delle etichette alimentari per scelte consapevoli

La capacità di leggere e comprendere le etichette alimentari è fondamentale per fare scelte consapevoli e mantenere una dieta antinfiammatoria. Questo capitolo offre una guida dettagliata su come interpretare le informazioni presenti sulle etichette dei prodotti, per aiutare i consumatori a evitare alimenti pro-infiammatori e a selezionare quelli che supportano la salute e il benessere.

Componenti Chiave delle Etichette Alimentari:

1. **Lista degli Ingredienti:**

   - Gli ingredienti sono elencati in ordine di predominanza, con quelli in maggiore quantità all'inizio della lista.

   - Evitare prodotti che elencano zuccheri aggiunti, grassi trans, oli idrogenati, sciroppi di glucosio-fruttosio e una varietà di additivi chimici tra i primi ingredienti.

   - **Informazioni Nutrizionali:**

- **Calorie:** Conoscere il contenuto calorico può aiutare nella gestione del peso, un fattore importante nella riduzione dell'infiammazione.

- **Grassi:** Prestare attenzione ai grassi saturi e trans, che dovrebbero essere limitati.

- **Carboidrati:** Osservare la quantità di zuccheri totali, inclusi quelli aggiunti. Prodotti con bassi zuccheri aggiunti sono preferibili.

- **Proteine:** Un adeguato apporto proteico è essenziale per la riparazione dei tessuti e il controllo dell'infiammazione.

- **Fibre:** Un alto contenuto di fibre è benefico per la riduzione dell'infiammazione e per la salute dell'apparato digerente.

- **Sodio:** Consumare meno sodio può aiutare a ridurre la pressione sanguigna, che quando è alta può promuovere l'infiammazione.

2. **Certificazioni e Claim di Salute:**

- Ricercare certificazioni come "biologico", "senza OGM" e "integrali" che possono indicare una qualità superiore e un minor grado di lavorazione.

- I claim di salute possono essere utili, ma è importante verificarli con le informazioni nutrizionali e l'elenco degli ingredienti.

Strategie per la Lettura delle Etichette:

- **Tempo per leggere:** Dedicare tempo alla lettura delle etichette mentre si fa la spesa. Questo può sembrare oneroso all'inizio, ma diventerà più veloce e facile con la pratica.

- **Evitare trappole di marketing:** Essere scettici riguardo a termini come "naturale" o "salutare" che non sono regolamentati e possono essere usati liberamente dai produttori.

- **Uso di applicazioni per smartphone:** Considerare l'uso di app che possono scansionare i codici a barre e fornire informazioni nutrizionali e avvisi sugli ingredienti.

Educarsi Continuamente:

- Mantenersi aggiornati con le ultime ricerche e le linee guida sulla nutrizione può aiutare a fare scelte più informate.

- Partecipare a workshop o seminari su nutrizione e salute può essere un altro modo per migliorare la propria capacità di fare scelte alimentari salutari.

Transizione al Prossimo Punto: Armarsi di queste conoscenze sulle etichette alimentari è un passo cruciale per prendere decisioni consapevoli che supportano una dieta antinfiammatoria. Nel prossimo punto, 5.1, esploreremo i principi di pianificazione dei pasti antinfiammatori. Questo includerà strategie per incorporare alimenti salutari e nutrienti che abbiamo identificato come benefici attraverso una lettura attenta delle etichette, facilitando così la creazione di un regime alimentare che combatte l'infiammazione e promuove una salute ottimale.

Capitolo 5: Pianificazione dei Pasti e Ricette Settimanali

5.1 Principi di pianificazione dei pasti antinfiammatori

Adottare una dieta antinfiammatoria richiede un approccio olistico e pianificato ai pasti. Questo capitolo descrive i principi fondamentali per la pianificazione di pasti che possono aiutare a ridurre l'infiammazione e promuovere la salute a lungo termine. Incorporando alimenti nutrienti e tecniche di preparazione salutari, è possibile ottimizzare i benefici di ogni pasto consumato.

Basi Nutrizionali dei Pasti Antinfiammatori:

1. **Equilibrio di Macronutrienti:** Un pasto antinfiammatorio dovrebbe includere una bilanciata distribuzione di carboidrati complessi, proteine magre e grassi sani. Ad esempio, abbinare verdure a foglia verde con una fonte di proteine come il pesce ricco di omega-3 e un complesso carboidrato come la quinoa può fornire un mix bilanciato che supporta la gestione dell'infiammazione.

2. **Alta Densità di Nutrienti:** Scegliere alimenti che sono naturalmente ricchi di nutrienti, come verdure colorate, frutti di bosco, noci, semi e legumi. Questi alimenti sono carichi di antiossidanti, vitamine e minerali che combattono l'infiammazione.

3. **Fibre Alimentari:** Integrare abbondanti fibre nella dieta attraverso verdure, frutta, noci e cereali integrali

per supportare la digestione e la regolazione della glicemia, entrambi fattori importanti nella riduzione dell'infiammazione.

Pianificazione Effettiva dei Pasti:

1. **Variazione:** Assicurarsi di variare gli alimenti nelle ricette per evitare monotonia e garantire che si ottengano tutti i nutrienti essenziali. La rotazione degli alimenti aiuta anche a prevenire le intolleranze alimentari che possono contribuire all'infiammazione.

2. **Pianificazione Settimanale:** Preparare un piano settimanale dei pasti aiuta a evitare decisioni impulsiva che potrebbero portare a scelte meno salutari. Dedica tempo ogni settimana per decidere i pasti, fare la spesa in base a quel piano e preparare in anticipo quando possibile.

3. **Snack Salutari:** Avere a portata di mano snack salutari può prevenire il consumo di cibi pro-infiammatori. Frutta secca, verdure tagliate, hummus e yogurt greco sono ottime opzioni.

Consigli per la Preparazione dei Pasti:

- **Cucinare a casa:** Preparare i pasti in casa può ridurre significativamente l'esposizione a ingredienti pro-infiammatori spesso trovati nei cibi pronti o al ristorante.

- **Utilizzare tecniche di cottura sane:** Metodi di cottura come la cottura a vapore, la grigliatura e il salto in padella con poco olio possono preservare il valore nutrizionale degli alimenti e sono preferibili rispetto alla frittura.

- **Condimenti e Salse Salutari:** Preparare condimenti e salse in casa per controllare gli ingredienti. Utilizzare erbe, spezie, aceto, succo di limone e olio d'oliva extra vergine per aggiungere sapore senza aggiungere zuccheri o grassi non salutari.

Transizione al Prossimo Punto: Con i principi di base della pianificazione dei pasti antinfiammatori ben stabiliti, il prossimo punto, 5.2, esplorerà come la preparazione e la conservazione adeguata dei cibi possano ulteriormente migliorare i benefici antinfiammatori di una dieta. Questo include tecniche per massimizzare la freschezza e la potenza nutrizionale degli alimenti, garantendo che ogni pasto non solo sia delizioso, ma anche pienamente funzionale nel supportare la salute e il benessere generale.

5.2 Preparazione e conservazione dei cibi per mantenere i benefici

La preparazione e la conservazione adeguata dei cibi sono essenziali per mantenere i loro benefici nutrizionali e antinfiammatori. Questo capitolo esplora varie tecniche e pratiche che possono aiutare a preservare la qualità e l'efficacia degli alimenti nella dieta antinfiammatoria.

Tecniche di Preparazione Ottimali:

1. **Cottura a Basse Temperature:** Cucinare a temperature più basse aiuta a preservare gli antiossidanti e altri nutrienti sensibili al calore presenti negli alimenti. Metodi come il brasare, stufare, cuocere a vapore o in sous-vide sono ideali per mantenere l'integrità dei nutrienti.

2. **Uso Minimale di Acqua:** Cucinare verdure in grandi quantità di acqua può portare alla perdita di vitamine idrosolubili come la vitamina C e il gruppo di vitamine B. Utilizzare tecniche che richiedono poca o nessuna acqua, come la cottura a vapore o al forno, può aiutare a prevenire questa perdita.

3. **Evitare la Surriscaldamento degli Oli:** Usare oli con un alto punto di fumo, come l'olio di cocco o di avocado, per la cottura ad alte temperature. Gli oli che si degradano a calore elevato possono formare composti dannosi e promuovere l'infiammazione.

Conservazione Efficiente per Massimizzare la Freschezza:

1. **Refrigerazione Adeguata:** Molte verdure e frutti antinfiammatori, come le bacche e le foglie verdi, devono essere conservati in frigorifero per mantenere la freschezza. L'uso di contenitori ermetici può aiutare a proteggere questi alimenti dall'esposizione all'aria e alla luce, che possono degradare i nutrienti.

2. **Congelamento:** Il congelamento è un'eccellente opzione per preservare la bontà nutrizionale degli alimenti, soprattutto quando si tratta di frutta e verdura di stagione. Congelare gli alimenti poco dopo la raccolta può aiutare a sigillare vitamine e minerali.

3. **Scorta di Cibi Secchi:** Alimenti come i legumi, i cereali integrali e le noci possono essere conservati in contenitori sigillati in un luogo fresco e asciutto, prolungando la loro durata e mantenendo il loro profilo nutrizionale.

Pratiche di Preparazione Anticipata:

- **Batch Cooking:** Preparare grandi quantità di pasti o componenti di pasti in anticipo può non solo risparmiare tempo durante la settimana, ma anche garantire che si disponga sempre di opzioni sane e antinfiammatorie pronte all'uso.

- **Marinature Salutari:** Marinare carni e verdure con spezie antinfiammatorie, erbe e oli sani può migliorare il profilo nutrizionale dei cibi e aggiungere sapori ricchi senza l'aggiunta di calorie eccessive.

Transizione al Prossimo Punto: Adottando tecniche di preparazione e conservazione che massimizzano i benefici antinfiammatori dei cibi, si può garantire che ogni pasto contribuisca positivamente alla salute. Nel prossimo punto, 5.3, esploreremo ricette specifiche per colazione, pranzo e cena che incorporano questi principi, offrendo deliziose e salutari opzioni quotidiane per combattere l'infiammazione e promuovere il benessere generale. Queste ricette saranno progettate non solo per essere nutrienti ma anche per essere facilmente integrate nella routine quotidiana di chiunque, garantendo che mantenere una dieta antinfiammatoria sia pratico e piacevole.

5.3 Ricette per colazione, pranzo e cena

Adottare un regime alimentare antinfiammatorio non significa sacrificare il gusto o la varietà. Questo capitolo offre ricette nutrienti e deliziose per colazione, pranzo e cena, utilizzando ingredienti che combattono l'infiammazione. Queste ricette sono progettate per essere semplici da preparare e adatte a tutte le esigenze alimentari, garantendo che ogni pasto contribuisca alla salute e al benessere complessivi.

Colazione:

1.Frullato Antinfiammatorio:

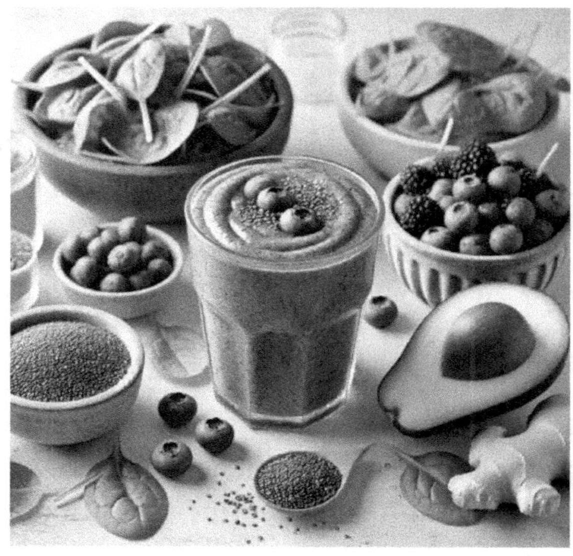

- **Ingredienti:** 1 tazza di spinaci freschi, ½ tazza di mirtilli congelati, ¼ di avocado, 1 cucchiaio di semi di chia, 1 tazza di latte di mandorle non zuccherato, 1 cucchiaino di zenzero fresco grattugiato.

- **Preparazione:** Combinare tutti gli ingredienti in un frullatore e frullare fino ad ottenere un composto liscio. Questo frullato è ricco di antiossidanti, omega-3 e fibre, che aiutano a ridurre l'infiammazione e a iniziare la giornata con energia.

2.Smoothie Verde Antiossidante:

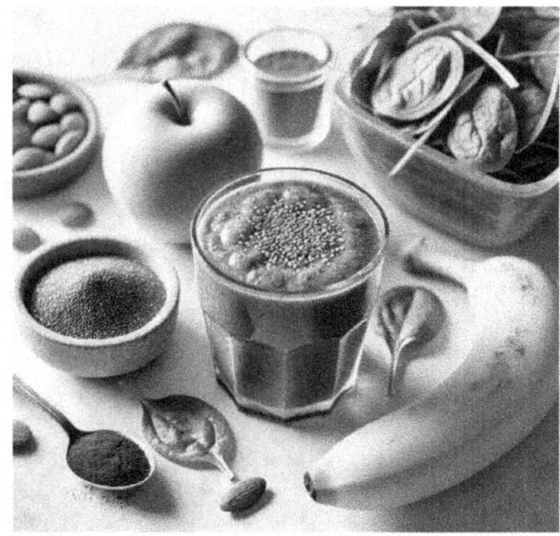

- **Ingredienti:** 1 mela verde, 1 banana, 1 tazza di spinaci freschi, 1 cucchiaio di semi di chia, 1 tazza di latte di mandorla, 1 cucchiaino di spirulina.

- **Preparazione:** Frulla tutti gli ingredienti fino ad ottenere un composto omogeneo. Servi immediatamente per un potente inizio della giornata ricco di antiossidanti.

3.Omelette di Tofu e Curcuma:

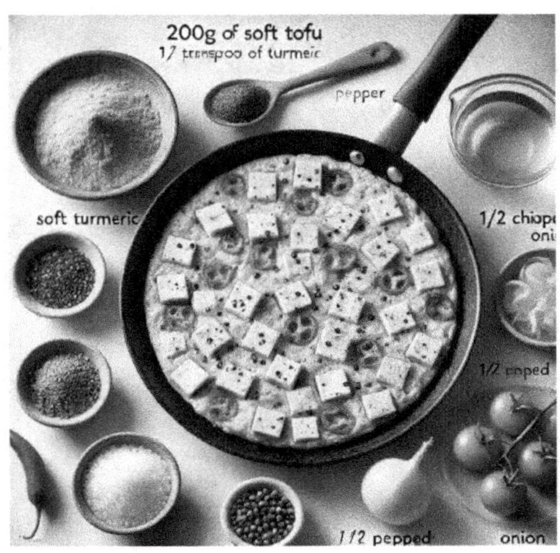

- **Ingredienti:** 200 g di tofu morbido, 1/2 cucchiaino di curcuma, pepe nero, sale, 1/4 di cipolla tritata, 1/2 peperone rosso tagliato a dadini, 1 cucchiaio di olio d'oliva.

- **Preparazione:** Sbriciola il tofu in una padella calda con olio, aggiungi curcuma, pepe e sale. Aggiungi la cipolla e il peperone, cucina per 5-7 minuti. Servi caldo.

4.Porridge di Quinoa e Mirtilli:

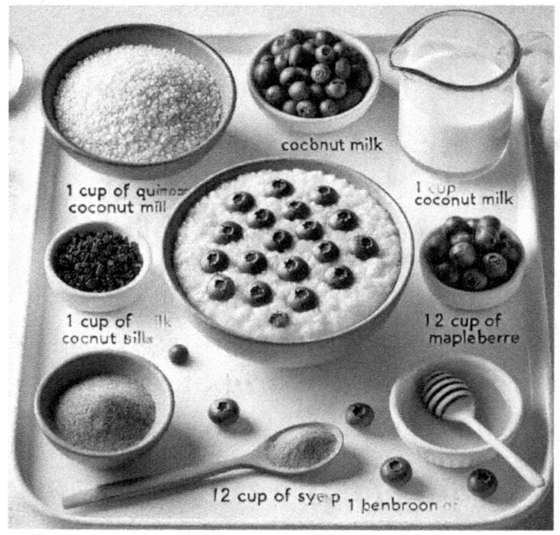

- **Ingredienti:** 1 tazza di quinoa cotta, 1 tazza di latte di cocco, 1/2 tazza di mirtilli, 1 cucchiaio di sciroppo d'acero, un pizzico di cannella.

- **Preparazione:** In un pentolino, cuoci la quinoa nel latte di cocco, aggiungi mirtilli e cannella. Lascia sobbollire fino a che la quinoa non è morbida. Dolcifica con sciroppo d'acero.

5.Pancakes di Avena e Banana:

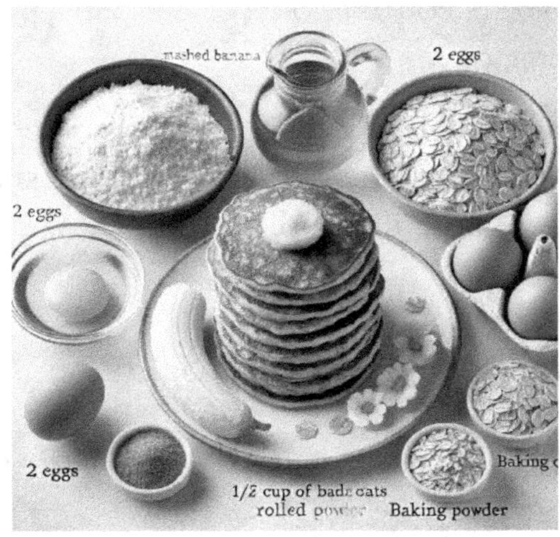

- **Ingredienti:** 1 banana matura schiacciata, 2 uova, 1/2 tazza di fiocchi d'avena, 1/4 cucchiaino di lievito in polvere, olio di cocco per cottura.

- **Preparazione:** Mescola banana, uova, fiocchi d'avena e lievito. Scalda una padella con un po' d'olio e cuoci ciascun pancake fino a doratura su entrambi i lati.

6.Toast di Avocado e Salmone Affumicato:

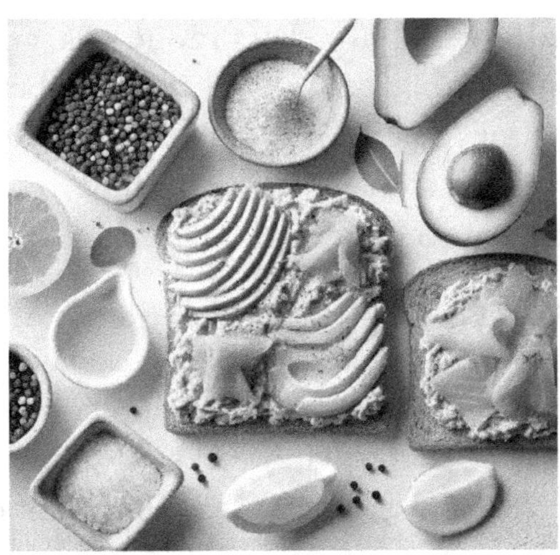

- **Ingredienti:** 2 fette di pane integrale tostato, 1 avocado maturo, succo di limone, sale e pepe, 100 g di salmone affumicato.

- **Preparazione:** Schiaccia l'avocado e condiscilo con limone, sale e pepe. Spalma l'avocado sul pane tostato e aggiungi sopra il salmone affumicato.

Pranzo:

1.Insalata Mediterranea con Salmone

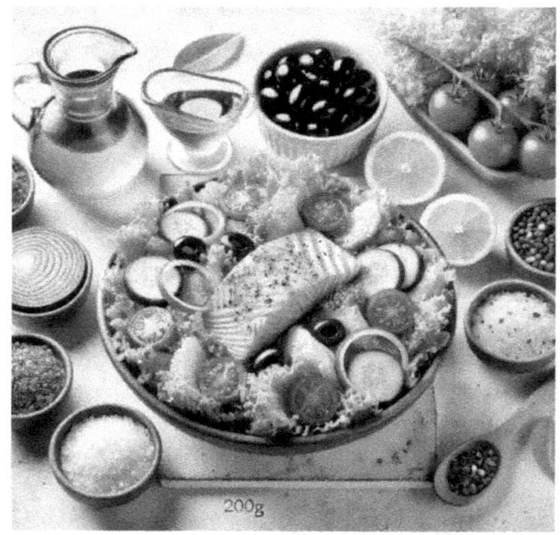

- **Ingredienti:** 200 g di salmone alla griglia, 2 tazze di lattuga romana tritata, 1/2 tazza di pomodorini, 1/4 di tazza di olive nere, 1/4 di tazza di cetrioli a dadini, 1/4 di tazza di cipolla rossa affettata, olio d'oliva extra vergine, succo di limone, sale e pepe.

- **Preparazione:** Disporre la lattuga su un piatto, aggiungere il salmone alla griglia e guarnire con pomodorini, olive, cetrioli e cipolla rossa. Condire con olio d'oliva, succo di limone, sale e pepe. Questa insalata è carica di grassi omega-3, fibre e antiossidanti, ideali per un pranzo nutriente e antinfiammatorio.

2.Insalata di Quinoa, Ceci e Pomodori:

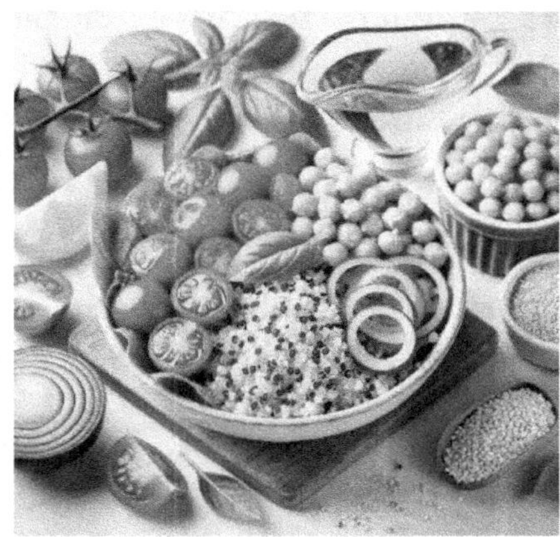

- **Ingredienti:** 1 tazza di quinoa cotta, 1 tazza di ceci cotti, 1 tazza di pomodorini tagliati a metà, 1/4 di cipolla rossa affettata, basilico fresco, dressing all'olio d'oliva e limone.
- **Preparazione:** Mescola tutti gli ingredienti in una grande ciotola. Condisci con olio, limone, sale e pepe.

3.Zuppa di Lenticchie e Spinaci:

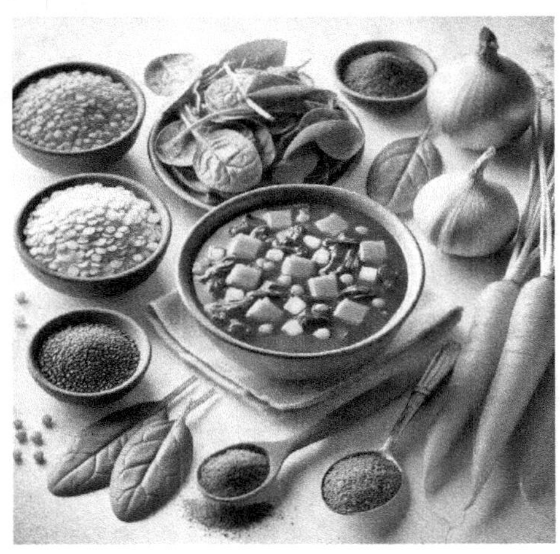

- **Ingredienti:** 1 tazza di lenticchie rosse, 2 tazze di spinaci freschi, 1 cipolla tritata, 2 carote tagliate a dadini, 1 litro di brodo vegetale, 1 cucchiaino di cumino.

- **Preparazione:** In una pentola, soffriggi cipolla e carote. Aggiungi le lenticchie, il cumino e il brodo. Cuoci fino a che le lenticchie sono tenere. Aggiungi gli spinaci negli ultimi 5 minuti.

4. Wrap di Pollo e Avocado:

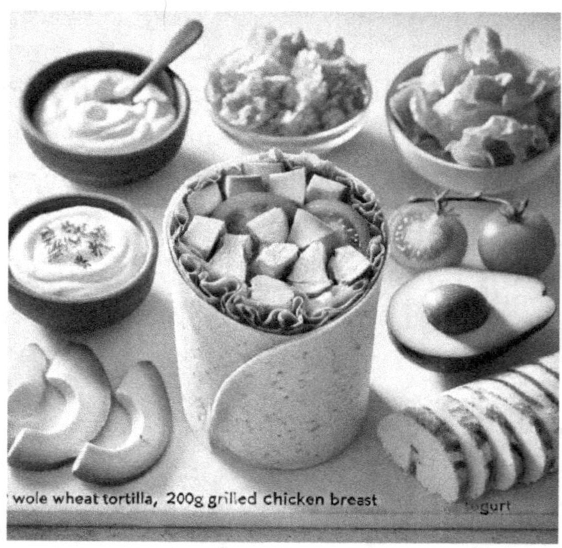

- **Ingredienti:** 2 tortillas integrali, 200 g di petto di pollo grigliato, 1 avocado, lattuga, pomodoro, salsa allo yogurt greco.

- **Preparazione:** Distribuisci l'avocado, il pollo, la lattuga e il pomodoro sulle tortillas. Aggiungi salsa allo yogurt, avvolgi e servi.

5.Bowl di Salmone e Orzo:

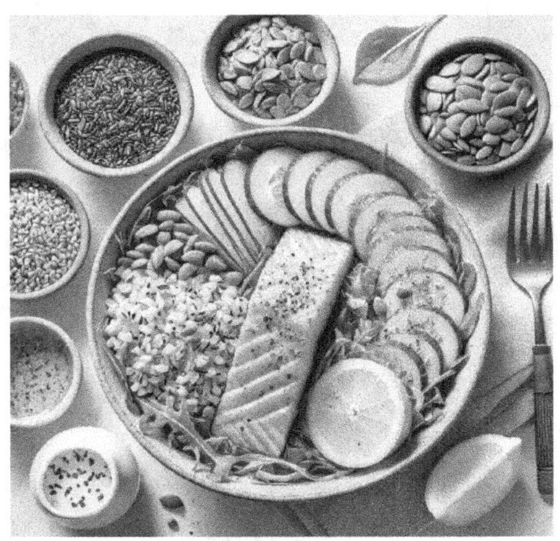

- **Ingredienti:** 200 g di salmone alla griglia, 1 tazza di orzo cotto, 1/2 cetriolo tagliato a dadini, 1 manciata di rucola, semi di zucca, dressing al limone.

- **Preparazione:** In una ciotola, combina orzo, cetriolo, rucola e semi di zucca. Top con salmone e condisci con il dressing al limone.

6.Insalata Mediterranea di Farro:

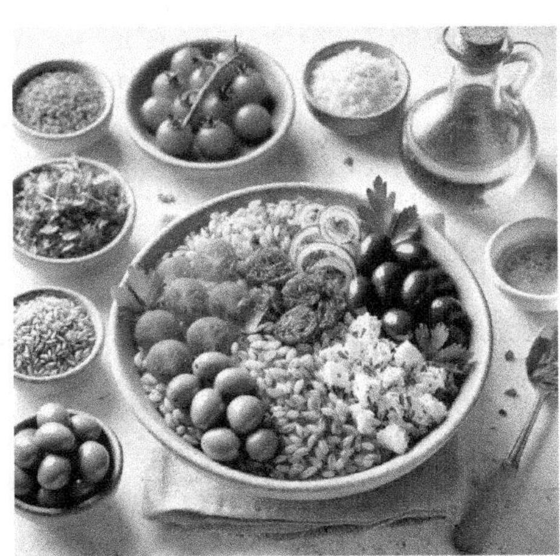

- **Ingredienti:** 1 tazza di farro cotto, 1/2 tazza di olive taggiasche, 1/2 tazza di pomodori secchi, 1/4 di tazza di feta sbriciolata, prezzemolo fresco, dressing all'olio d'oliva.
- **Preparazione:** Mescola farro, olive, pomodori e feta in una ciotola. Condisci con olio d'oliva e prezzemolo fresco tritato.

Cena:

1.Curry di Pollo e Verdure

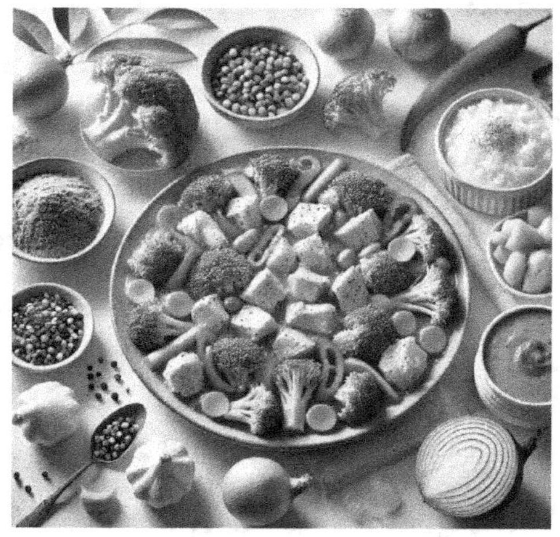

- **Ingredienti:** 2 petti di pollo a cubetti, 1 tazza di broccoli, 1 tazza di peperoni, 1 tazza di carote a fette, 1 cipolla tritata, 2 spicchi d'aglio tritati, 2 cucchiai di pasta di curry, 1 lattina di latte di cocco, 1 cucchiaio di olio di cocco, sale e pepe.

- **Preparazione:** In una padella grande, scaldare l'olio di cocco e soffriggere cipolla e aglio fino a renderli trasparenti. Aggiungere la pasta di curry e cuocere per un minuto. Aggiungere il pollo e dorarlo leggermente. Aggiungere le verdure, il latte di cocco, e cuocere fino a quando il pollo è ben cotto e le verdure sono tenere. Condire con sale e pepe. Questo piatto è ricco di proteine, antiossidanti e grassi sani, perfetto per un pasto serale rigenerante.

2.Salmone al Forno con Asparagi:

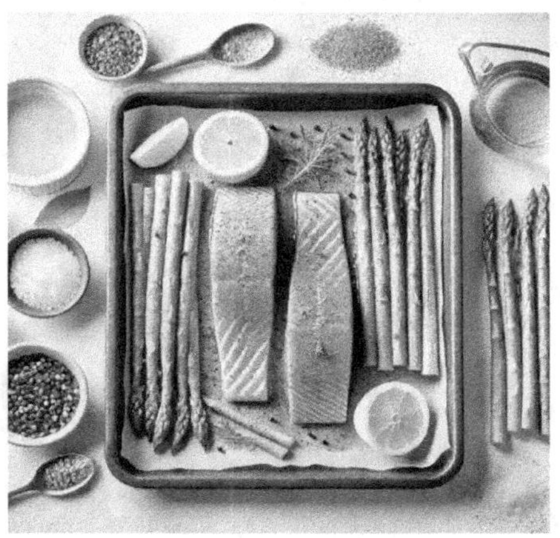

- **Ingredienti:** 2 filetti di salmone, 1 mazzo di asparagi, limone, olio d'oliva, sale marino, pepe nero.
- **Preparazione:** Disponi il salmone e gli asparagi su una teglia. Condisci con olio, succo di limone, sale e pepe. Cuoci in forno a 200°C per 20 minuti.

3.Pollo al Curry con Broccoli:

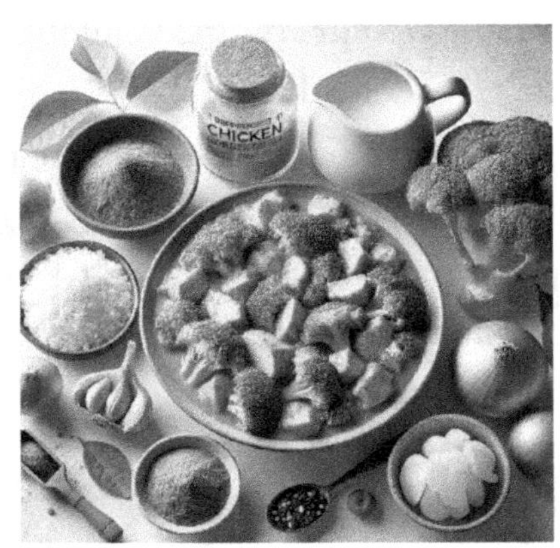

- **Ingredienti:** 200 g di petto di pollo a cubetti, 1 testa di broccoli, 1 cucchiaio di curry in polvere, 1 tazza di latte di cocco, cipolla, aglio, olio di cocco.

- **Preparazione:** In una padella, soffriggi cipolla e aglio con olio. Aggiungi pollo e curry, poi il latte di cocco e broccoli. Cuoci fino alla cottura desiderata.

4.Bistecca di Manzo e Insalata di Cavolo Rosso:

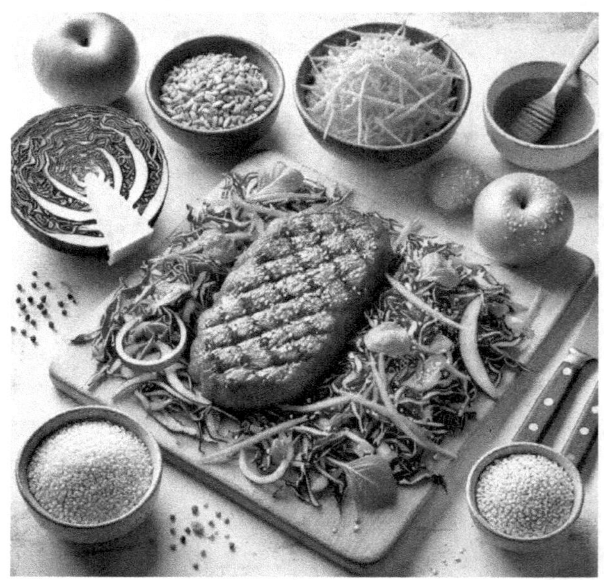

- **Ingredienti:** 1 bistecca di manzo, 2 tazze di cavolo rosso tritato, carote grattugiate, semi di sesamo, dressing di aceto di mele.

- **Preparazione:** Griglia la bistecca a tuo piacimento. Mescola il cavolo e le carote, condisci con aceto di mele e semi di sesamo. Servi la bistecca affiancata dall'insalata.

5.Risotto di Barbabietola e Caprino:

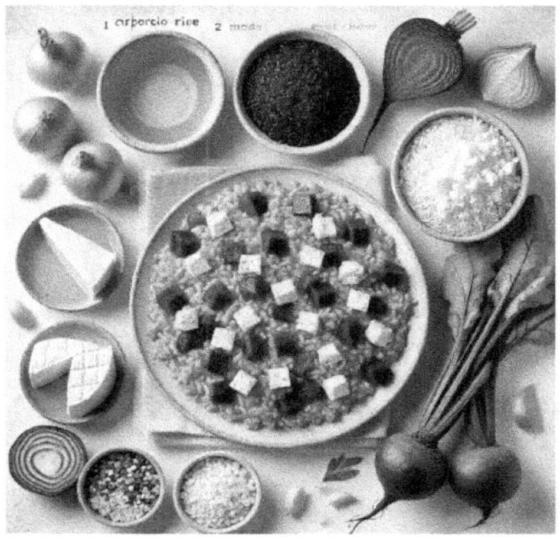

- **Ingredienti:** 1 tazza di riso arborio, 2 barbabietole medie cotte e tritate, 1/2 tazza di formaggio caprino, brodo vegetale, cipolla, aglio, vino bianco.
- **Preparazione:** In una pentola, soffriggi cipolla e aglio. Aggiungi riso e lascia tostare. Versa vino e lascia evaporare. Aggiungi brodo gradualmente fino a cottura del riso. A fine cottura, aggiungi barbabietola e caprino.

6.Tagine di Verdure:

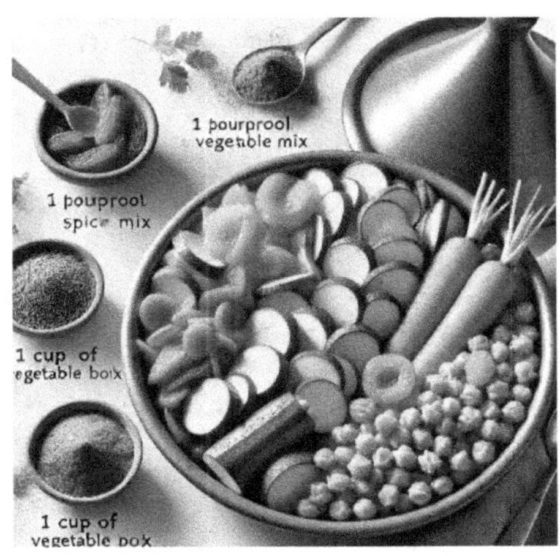

- **Ingredienti:** Mix di verdure (carote, zucchine, peperoni), ceci, 1 cucchiaio di mix di spezie marocchine, 1 tazza di brodo vegetale, albicocche secche.
- **Preparazione:** In una tagine o pentola, mescola tutte le verdure, ceci, spezie, e brodo. Cuoci a fuoco lento fino a che le verdure sono tenere. Aggiungi albicocche negli ultimi 10 minuti.

Transizione al Prossimo Punto: Oltre ai pasti principali, è importante considerare anche gli snack per mantenere costante l'energia durante il giorno e prevenire l'infiammazione. Nel prossimo punto, 5.4, forniremo suggerimenti per snack salutari e veloci che si adattano perfettamente a uno stile di vita antinfiammatorio, offrendo opzioni pratiche per gestire la fame tra i pasti senza ricorrere a cibi pro-infiammatori.

5.4 Suggerimenti per snack salutari e veloci

Mantenere una dieta antinfiammatoria non significa solo prestare attenzione ai pasti principali; è altrettanto importante scegliere snack che supportino il benessere complessivo senza promuovere l'infiammazione. Questo capitolo fornisce suggerimenti per snack veloci e salutari che si possono facilmente incorporare nella routine quotidiana, aiutando a mantenere costanti i livelli di energia e a ridurre gli stati infiammatori nel corpo.

Snack Ricchi di Nutrienti:

1. **Frutta e Verdura Fresca:**

- **Bastoncini di verdura**: Carote, sedano e peperoni sono ottimi per uno snack veloce. Sono ricchi di fibre e nutrienti essenziali con poche calorie. Servirli con hummus o guacamole per aggiungere grassi salutari e proteine.

- **Frutta**: Mele, pere e bacche sono ricche di antiossidanti e fibre. Sono facilmente trasportabili e non richiedono preparazione, rendendole uno snack ideale al volo.

2. **Noci e Semi:**

- **Mandorle, noci e semi di chia o di lino**: Questi snack sono ottimi per un apporto rapido di omega-3, proteine e fibre. Sono anche utili per placare la fame, grazie al loro contenuto di grassi sani.

3. **Yogurt Greco e Kefir:**

- **Prodotti caseari fermentati**: Ricchi di probiotici, aiutano a mantenere l'equilibrio della flora intestinale, che è fondamentale per ridurre l'infiammazione e promuovere una digestione sana.

4. **Barrette Energetiche Fai-da-te:**

- **Barrette con avena, noci e semi**: Preparare in casa barrette energetiche permette di controllare gli ingredienti, evitando zuccheri aggiunti e conservanti presenti in molti prodotti commerciali.

Preparazione di Snack Salutari:

- **Preparazione anticipata:** Dedicare un po' di tempo durante il fine settimana a preparare snack per la settimana può semplificare la scelta di opzioni salutari durante i giorni più impegnativi. Ad esempio, tagliare le verdure e conservarle in contenitori ermetici in frigorifero, o preparare una grande quantità di hummus per accompagnamento.

- **Porzionare gli snack:** Usare contenitori o sacchetti per dividere le porzioni aiuta a controllare le quantità consumate, evitando il sovraconsumo che può avvenire mangiando direttamente dal pacchetto.

Benefici degli Snack Antinfiammatori:

- **Gestione dell'energia:** Mantenere i livelli di zucchero nel sangue stabili è cruciale per la gestione dell'infiammazione. Snack equilibrati possono aiutare a evitare picchi e cali che possono stressare il corpo.

- **Prevenzione di sovralimentazione:** Snack salutari durante il giorno possono prevenire la fame eccessiva che spesso porta a scelte alimentari povere durante i pasti principali.

Transizione al Prossimo Punto: Dopo aver esplorato varie opzioni per snack salutari e antinfiammatori, il prossimo punto, 5.5, discuterà come adattare le ricette a bisogni dietetici specifici. Questo approccio personalizzato è vitale per assicurare che il regime alimentare rispetti le esigenze individuali, migliorando la gestione dell'infiammazione e promuovendo la salute a lungo termine. Continuare a personalizzare l'alimentazione permette di rispondere meglio alle diverse condizioni di salute, preferenze e obiettivi di vita di ciascuno.

5.5 Adattare le Ricette a Bisogni Dietetici Specifici

Adattare le ricette per soddisfare esigenze dietetiche specifiche è essenziale per garantire che tutti possano godere dei benefici di una dieta antinfiammatoria, indipendentemente dalle loro condizioni di salute, allergie, intolleranze o preferenze alimentari. Questo capitolo fornisce strategie per modificare le ricette in modo che si adattino a vari requisiti dietetici, facilitando un approccio inclusivo e personalizzato all'alimentazione.

Identificazione delle Necessità Dietetiche Specifiche:

- **Allergie e intolleranze alimentari:** Sostituire gli ingredienti che provocano reazioni allergiche o intolleranze. Ad esempio, usare farine senza glutine per celiaci o scegliere alternative ai latticini per chi è intollerante al lattosio.

- **Preferenze alimentari:** Adattare le ricette per includere opzioni vegetariane, vegane o basate su altre preferenze dietetiche personali o culturali.

- **Condizioni di salute specifiche:** Considerare modifiche per coloro che hanno condizioni mediche che richiedono diete speciali, come il diabete o malattie cardiache.

Strategie per la Modifica delle Ricette:

1. **Sostituzione degli Ingredienti:** Utilizzare ingredienti alternativi che non solo mantengono la struttura e il sapore del piatto originale ma offrono anche benefici compatibili con le necessità dietetiche. Ad esempio, sostituire il sale con erbe e spezie per ridurre il sodio, o usare grassi insaturi come l'olio d'oliva al posto del burro.

2. **Riduzione di Ingredienti Problematici:** Diminuire gradualmente ingredienti come zuccheri e grassi saturi nelle ricette può aiutare le persone con specifiche condizioni di salute, come il diabete o problemi cardiaci, a gestire meglio la loro dieta.

3. **Incremento di Ingredienti Benefici:** Incorporare più ingredienti con proprietà antinfiammatorie, come verdure a foglia verde, noci, semi e spezie come la curcuma e lo zenzero, per arricchire le ricette con elementi nutritivi che combattono l'infiammazione.

Uso di Tecnologie e Strumenti Culinari:

- **App di Ricette:** Sfruttare applicazioni e siti web che permettono di filtrare le ricette in base a esigenze dietetiche specifiche può semplificare il processo di adattamento.

- **Utensili da Cucina Specializzati:** Utilizzare strumenti come spiralizzatori per verdure o yogurtiere può aiutare a creare alternative salutari a ingredienti comuni come la pasta o lo yogurt commerciale.

Formazione e Educazione:

- **Workshop di Cucina:** Partecipare a workshop che insegnano come adattare le ricette può fornire competenze pratiche e ispirazione.

- **Consultazione con Specialisti:** Lavorare con nutrizionisti o dietologi per sviluppare piani alimentari personalizzati che rispettino le restrizioni e le preferenze individuali.

Transizione al Prossimo Punto: Con l'abilità di adattare le ricette per incontrare una varietà di bisogni dietetici, il prossimo passo, illustrato nel punto 6.1, è valutare le esigenze individuali e le condizioni di salute in modo più approfondito. Questo processo di valutazione permetterà di personalizzare ulteriormente l'approccio alimentare per ottimizzare i benefici della dieta antinfiammatoria, assicurando che sia efficace e sostenibile per tutti, indipendentemente dalle loro specifiche esigenze sanitarie o dietetiche.

Capitolo 6: Personalizzare la Tua Dieta Antinfiammatoria

6.1 Valutare le esigenze individuali e le condizioni di salute

Personalizzare un piano alimentare antinfiammatorio richiede una comprensione approfondita delle esigenze individuali e delle condizioni di salute specifiche di una persona. Questo capitolo discute come valutare tali esigenze per ottimizzare l'efficacia della dieta antinfiammatoria, assicurando che sia adatta e sostenibile per l'individuo.

Importanza della Valutazione Individuale: La valutazione individuale aiuta a identificare eventuali esigenze nutrizionali specifiche, allergie, intolleranze, e condizioni di salute che possono influenzare le scelte alimentari. Questo passaggio è fondamentale per creare un piano alimentare che non solo riduca l'infiammazione ma supporti anche la salute globale del corpo.

Procedure di Valutazione:

1. **Consultazione Medica:**

    - **Storia Medica:** Iniziare con un esame approfondito della storia medica del paziente, inclusi eventuali problemi di salute cronici come diabete, malattie cardiache, disturbi gastrointestinali, o condizioni autoimmuni che possono beneficiare di una dieta antinfiammatoria.

- **Analisi del Sangue:** Eseguire test specifici per identificare marcatori di infiammazione come la proteina C reattiva (CRP) e altri indicatori che possono necessitare di attenzione dietetica.

2. **Dietary Review:**

   - **Diario Alimentare:** Chiedere agli individui di tenere un diario alimentare per alcuni giorni per analizzare le attuali abitudini alimentari e identificare aree di miglioramento.

   - **Valutazione Nutrizionale:** Utilizzare le informazioni del diario per valutare le carenze nutrizionali o gli eccessi che potrebbero contribuire all'infiammazione o ad altri problemi di salute.

3. **Considerazioni di Stile di Vita:**

   - **Attività Fisica:** Valutare il livello di attività fisica che può influenzare le necessità caloriche e nutritive.

   - **Preferenze e Restrizioni Alimentari:** Considerare le preferenze personali, le pratiche culturali e le restrizioni alimentari per assicurare che la dieta sia piacevole e praticabile a lungo termine.

Strategie per Personalizzare la Dieta:

- **Piani Alimentari Personalizzati:** Sviluppare piani alimentari che rispondano alle specifiche esigenze caloriche e nutritive dell'individuo, tenendo conto delle sue condizioni di salute e obiettivi.

- **Educazione del Paziente:** Fornire formazione su quali alimenti sono antinfiammatori e quali possono causare infiammazione, aiutando l'individuo a fare scelte consapevoli.

- **Supporto Continuo:** Offrire supporto regolare attraverso follow-up per adattare la dieta in base ai progressi, alle sfide o ai cambiamenti nelle condizioni di salute.

Importanza del Coinvolgimento Attivo del Paziente: Incoraggiare gli individui a essere attivamente coinvolti nel processo di valutazione e nella pianificazione della dieta aumenta le probabilità di adesione a lungo termine e successo. Questo coinvolgimento aiuta a garantire che il piano alimentare sia visto come fattibile e personalizzato, aumentando così l'engagement e la compliance.

Transizione al Prossimo Punto: Dopo aver valutato attentamente le esigenze individuali e le condizioni di salute, il prossimo punto, 6.2, esplorerà come adattare specificamente la dieta per allergie e intolleranze alimentari. Questo garantirà che il regime alimentare antinfiammatorio non solo sia efficace nel ridurre l'infiammazione, ma anche sicuro e confortevole per l'individuo, evitando cibi che possono scatenare reazioni avverse.

6.2 Adattamenti per allergie e intolleranze

La gestione delle allergie e delle intolleranze alimentari è fondamentale per mantenere una dieta antinfiammatoria efficace e sicura. Questo capitolo esplora come personalizzare un regime alimentare per accogliere queste esigenze specifiche, garantendo che tutte le ricette e i piani alimentari siano accessibili e nutrienti, senza causare reazioni avverse.

Identificazione e Gestione di Allergie e Intolleranze:

1. **Diagnosi Accurata:**

   - **Test Medici:** Lavorare con professionisti della salute per condurre test specifici, come i test per allergie alimentari o le analisi per la celiachia, per identificare con precisione le allergie e le intolleranze.

   - **Diario Alimentare:** Incoraggiare la tenuta di un diario alimentare dettagliato per aiutare a identificare correlazioni tra il consumo di certi alimenti e la comparsa di sintomi.

2. **Sostituzioni Sicure:**

   - **Alternative Non Allergeniche:** Utilizzare sostituti non allergenici per gli ingredienti comuni che causano reazioni. Ad esempio, per la celiachia, sostituire il grano con farine senza glutine come quelle di riso, mandorla o cocco.

   - **Prodotti Lattiero-caseari:** Per intolleranze al lattosio, optare per latte e yogurt senza lattosio o alternative vegetali come latte di mandorla, soia o cocco.

   - **Proteine Vegetali:** In caso di allergie alle arachidi o alle noci, esplorare altre fonti proteiche come semi di girasole o chia.

3. **Precauzioni Incrociate:**

   - **Contaminazione Incrociata:** Essere consapevoli delle possibili contaminazioni incrociate in cucina e durante la preparazione dei pasti. Utilizzare utensili e superfici pulite per evitare il contatto con allergeni.

   - **Lettura Attenta delle Etichette:** Verificare sempre le etichette dei prodotti per controllare la presenza di allergeni nascosti e comprendere i termini che potrebbero indicare la presenza di allergeni comuni.

Adattare le Ricette:

- **Creatività in Cucina:** Sperimentare con ingredienti alternativi per trovare combinazioni che non solo evitino allergeni ma che siano anche gustose e soddisfacenti.

- **Ricette Modulari:** Creare ricette che permettano facili sostituzioni, in modo che chi ha allergie o intolleranze possa facilmente adattarle senza compromettere il gusto o la qualità del pasto.

Educazione e Supporto:

- **Formazione Continua:** Mantenere una formazione continua sulle allergie alimentari e le intolleranze, inclusi nuovi riconoscimenti e trattamenti, può aiutare a gestire meglio queste condizioni.

- **Supporto Comunitario:** Partecipare a gruppi di supporto online o comunitari dove le persone con restrizioni alimentari possono condividere consigli, ricette e strategie di coping.

Transizione al Prossimo Punto: Dopo aver esaminato come personalizzare una dieta antinfiammatoria per includere adattamenti per allergie e intolleranze, il prossimo punto, 6.3, approfondirà come bilanciare macro e micronutrienti all'interno di questa dieta. Questo è essenziale per garantire che tutte le esigenze nutrizionali siano soddisfatte, supportando non solo la gestione dell'infiammazione ma anche la salute generale a lungo termine.

6.3 Bilanciare macro e micronutrienti

Un piano alimentare antinfiammatorio efficace richiede un bilanciamento accurato tra macro e micronutrienti per garantire una nutrizione completa e sostenere il sistema immunitario, la rigenerazione cellulare e la riduzione dell'infiammazione. Questo capitolo esplora come bilanciare questi nutrienti essenziali all'interno di una dieta antinfiammatoria.

Importanza dei Macronutrienti:

1. **Proteine:** Fondamentali per la riparazione dei tessuti e la funzione immunitaria, le proteine dovrebbero provenire da fonti magre e anti-infiammatorie, come pesce ricco di omega-3, pollame, legumi e tofu. Queste fonti non solo forniscono proteine di alta qualità ma anche acidi grassi essenziali che possono aiutare a ridurre l'infiammazione.

2. **Carboidrati:** Scegliere carboidrati complessi con un basso indice glicemico per mantenere stabili i livelli di zucchero nel sangue e minimizzare gli sbalzi che possono contribuire all'infiammazione. Alimenti come

la quinoa, l'avena, i tuberi e la frutta fresca sono ricchi di fibre, che possono aiutare a ridurre l'infiammazione e supportare la salute digestiva.

3. **Grassi:** Concentrarsi sui grassi monoinsaturi e polinsaturi, come quelli trovati nell'olio d'oliva, nei semi, nelle noci e nel pesce. Questi grassi contengono anti-infiammatori naturali come l'EPA e il DHA degli omega-3, che possono aiutare a ridurre l'infiammazione sistemica.

Importanza dei Micronutrienti:

- **Vitamine Antiossidanti:** Vitamine come la C, E, e A sono cruciali per combattere lo stress ossidativo e l'infiammazione. Alimenti ricchi di questi antiossidanti includono verdure a foglia verde, agrumi, peperoni e carote.

- **Minerali:** Minerali come il magnesio, il ferro e lo zinco svolgono ruoli importanti nella regolazione dell'infiammazione. Cibi come i legumi, i semi, la carne magra e i cereali integrali possono fornire questi nutrienti essenziali.

- **Polifenoli:** Sostanze trovate in abbondanza in frutta, verdura, tè, caffè e cioccolato fondente, i polifenoli hanno proprietà antiossidanti e antinfiammatorie. Incorporare una varietà di questi alimenti può aiutare a ottenere un ampio spettro di polifenoli per combattere l'infiammazione.

Strategie per Bilanciare la Dieta:

- **Pianificazione dei Pasti:** Utilizzare un approccio olistico nella pianificazione dei pasti per assicurarsi che ogni pasto e snack sia ben bilanciato con i macro e micronutrienti necessari.

- **Porzioni Equilibrate:** Seguire linee guida per le porzioni per garantire un'adeguata assunzione di tutti i gruppi di alimenti senza eccessi che potrebbero portare a squilibri dietetici e infiammazione.

- **Monitoraggio e Regolazione:** Valutare regolarmente l'efficacia della dieta nel mantenere l'equilibrio nutrizionale e apportare modifiche come necessario per rispondere a cambiamenti nelle condizioni di salute, livelli di attività o altre esigenze.

Transizione al Prossimo Punto: Mantenere un equilibrio ottimale tra macro e micronutrienti è cruciale per massimizzare i benefici di una dieta antinfiammatoria. Nel prossimo punto, 6.4, esploreremo come l'uso di integratori e supporti naturali possa essere incorporato nel regime alimentare per migliorare ulteriormente gli effetti antinfiammatori e colmare eventuali lacune nutrizionali, assicurando che il corpo riceva tutto il supporto necessario per combattere l'infiammazione.

6.4 Uso di Integratori e Supporti Naturali

Mentre una dieta ben bilanciata è fondamentale per combattere l'infiammazione, in alcuni casi, integratori e supporti naturali possono essere utili per colmare le lacune nutrizionali o per offrire un supporto addizionale. Questo capitolo esamina vari integratori e rimedi naturali che possono potenziare gli effetti di una dieta antinfiammatoria.

Valutazione dell'Uso di Integratori:

1. **Consultazione Professionale:**

   - Prima di iniziare qualsiasi regime di integratori, è essenziale consultare un professionista sanitario. I nutrizionisti, i dietologi o i medici possono aiutare a determinare la necessità di integratori basata su specifiche esigenze dietetiche, condizioni di salute e medicinali già in uso.

2. **Integratori Comuni per l'Antinfiammazione:**

   - **Omega-3:** Gli integratori di olio di pesce o di alghe sono ricchi di acidi grassi EPA e DHA, noti per le loro proprietà antinfiammatorie. Sono particolarmente utili per chi non consuma regolarmente pesce.

   - **Curcuma (curcumina):** Un potente antinfiammatorio, la curcuma è spesso presa in forma di integratore per aumentarne l'assorbimento, specialmente quando combinata con piperina (estratto di pepe nero).

   - **Vitamina D:** Molti individui sono carenti in vitamina D, che è vitale per il sistema immunitario e la regolazione dell'infiammazione.

   - **Probiotici:** Supportano la salute intestinale, che è cruciale per mantenere l'equilibrio infiammatorio e la salute generale.

3. **Erbe e Rimedi Naturali:**

   - **Zenzero:** Conosciuto per le sue proprietà anti-nausea, lo zenzero è anche un efficace antinfiammatorio naturale che può essere assunto in forme diverse, come fresco, in polvere o come integratore.

- **Boswellia:** Conosciuto anche come incenso, questo estratto d'erba ha mostrato benefici nella riduzione dell'infiammazione, specialmente in condizioni come l'artrite.

Criteri di Scelta degli Integratori:

- **Qualità e Purezza:** Selezionare integratori di alta qualità, certificati da organizzazioni terze per assicurare la loro purezza e potenza.

- **Dosaggio Adeguato:** Seguire le indicazioni di dosaggio raccomandate per evitare effetti collaterali o interazioni negative con altri trattamenti.

- **Compatibilità con la Dieta:** Assicurarsi che gli integratori scelti non contengano ingredienti che potrebbero contraddire gli obiettivi dietetici, come zuccheri aggiunti, glutine, lattosio, se questi sono di preoccupazione.

Transizione al Prossimo Punto: L'aggiunta di integratori e supporti naturali può offrire benefici significativi nella gestione dell'infiammazione, ma è importante che questa pratica sia parte di un approccio olistico che include dieta, esercizio fisico e altre pratiche di gestione dello stile di vita. Nel prossimo punto, 6.5, esploreremo come mantenere la motivazione e gestire le sfide che possono emergere nel percorso verso uno stile di vita antinfiammatorio, assicurando che gli individui possano sostenere efficacemente e a lungo termine la loro salute attraverso scelte consapevoli.

6.5 Mantenere la Motivazione e Gestire le Sfide

Adottare e mantenere un regime alimentare antinfiammatorio può presentare delle sfide, inclusa la necessità di cambiamenti significativi nello stile di vita e la gestione di tentazioni quotidiane. Questo capitolo offre strategie per mantenere la motivazione e affrontare le sfide in modo efficace, garantendo così il successo a lungo termine.

Identificazione e Superamento delle Sfide Comuni:

1. **Abitudini Alimentari Radicate:**

   - **Sfida:** Cambiare abitudini consolidate può essere difficile, specialmente quando si tratta di preferenze alimentari di lunga data.

   - **Strategia:** Sostituire gradualmente gli alimenti meno salutari con alternative più sane. Ad esempio, sostituire gli snack confezionati con opzioni fresche e naturali come frutta e verdura tagliata o noci.

2. **Costo e Accessibilità degli Alimenti Salutari:**

   - **Sfida:** A volte, gli alimenti antinfiammatori come i prodotti biologici o il pesce fresco possono essere più costosi o meno accessibili.

   - **Strategia:** Utilizzare alimenti surgelati o in scatola che sono più economici ma altrettanto nutrienti. Pianificare gli acquisti secondo le offerte e i prodotti di stagione può anche aiutare a ridurre i costi.

3. **Tempo e Preparazione:**

- **Sfida:** Trovare il tempo per preparare pasti freschi quotidianamente può essere impegnativo.

- **Strategia:** Dedicare una parte del fine settimana alla preparazione dei pasti per la settimana successiva. Utilizzare strumenti da cucina che riducono i tempi di preparazione, come pentole a pressione o slow cooker.

Mantenere la Motivazione:

1. **Obiettivi e Monitoraggio:**

- Stabilire obiettivi chiari e misurabili a breve e lungo termine può aiutare a mantenere il focus. Usare un diario alimentare o app di monitoraggio per visualizzare i progressi e regolare il piano alimentare quando necessario.

2. **Supporto Sociale:**

- Condividere i propri obiettivi con amici o familiari può aumentare la responsabilità e fornire un supporto emotivo. Partecipare a gruppi di supporto online o comunitari può anche offrire incoraggiamento e consigli.

3. **Educazione Continua:**

- Continuare a educarsi sui benefici di una dieta antinfiammatoria e su come migliorare ulteriormente il proprio regime alimentare può rafforzare l'impegno e la motivazione.

4. **Celebrazione dei Successi:**

- Riconoscere e celebrare i successi, anche i piccoli, può aumentare la motivazione. Che si tratti di miglioramenti nella salute, nella gestione del peso o semplicemente nel sentirsi meglio, ogni successo merita di essere celebrato.

Gestione delle Recidive:

- Riconoscere che i passi falsi sono normali e parte del processo. Essere gentili con se stessi e capire che ogni pasto o scelta è un'opportunità per fare meglio.

Transizione al Prossimo Punto: Con un approccio ben organizzato per mantenere la motivazione e gestire le sfide, i benefici a lungo termine di una dieta antinfiammatoria, come miglioramenti nell'energia e nel metabolismo, diventeranno più evidenti e sostenibili. Nel prossimo punto, 7.1, esploreremo come una dieta antinfiammatoria influenzi positivamente l'energia e il metabolismo, analizzando i cambiamenti fisiologici che contribuiscono a un benessere complessivo migliorato.

Capitolo 7: Benefici della Dieta Antinfiammatoria

7.1 Miglioramenti nell'energia e nel metabolismo

L'adozione di una dieta antinfiammatoria non solo aiuta a ridurre l'infiammazione ma può anche portare a miglioramenti significativi nell'energia e nel metabolismo. Questo capitolo esplora come modificare l'alimentazione può influenzare positivamente questi aspetti vitali, migliorando la qualità della vita e il benessere generale.

Influenza della Dieta Antinfiammatoria sull'Energia e sul Metabolismo:

1. **Stabilizzazione della Glicemia:**

   - Una dieta ricca di cereali integrali, fibre e grassi sani aiuta a stabilizzare i livelli di zucchero nel sangue evitando i picchi e le cadute che possono influenzare l'energia e l'umore. Questo equilibrio aiuta a mantenere l'energia costante durante il giorno, riducendo la sensazione di stanchezza dopo i pasti.

2. **Miglioramento della Funzione Mitocodriale:**

   - I nutrienti antiossidanti, come le vitamine C ed E, selenio e fitonutrienti presenti in frutta e verdura, possono proteggere i mitocondri dai danni ossidativi. I mitocondri sono responsabili della produzione di energia a livello cellulare; il loro buon funzionamento è essenziale per mantenere un metabolismo ottimale e livelli elevati di energia.

3. **Riduzione del Carico Infiammatorio:**

   - L'infiammazione cronica può portare a una sensazione di affaticamento e malattie legate al metabolismo, come la resistenza all'insulina. Ridurre l'infiammazione attraverso la dieta può migliorare la sensibilità all'insulina e, di conseguenza, l'efficienza del metabolismo energetico del corpo.

4. **Ottimizzazione dell'Assorbimento dei Nutrienti:**

   - Un'alimentazione antinfiammatoria tende a essere ricca di fibre e povera di cibi trasformati, il che può migliorare la salute intestinale e ottimizzare l'assorbimento dei nutrienti. Un intestino sano è cruciale per l'assorbimento efficiente di vitamine e minerali che supportano il metabolismo e l'energia.

Strategie per Massimizzare l'Energia e il Metabolismo:

1. **Equilibrio dei Macronutrienti:**

   - Assicurarsi che ogni pasto e snack contenga un buon equilibrio di carboidrati, proteine e grassi per supportare la liberazione continua di energia e prevenire la fame eccessiva.

2. **Idratazione Adeguata:**

   - L'acqua è essenziale per molti processi metabolici. Mantenere un'adeguata idratazione può aiutare a ottimizzare il metabolismo e incrementare i livelli di energia.

3. **Attività Fisica Regolare:**

   - L'esercizio fisico non solo aiuta a bruciare calorie, ma può anche aumentare i livelli di energia stimolando il flusso sanguigno e migliorando la capacità dei mitocondri di produrre energia.

Monitoraggio e Adattamento:

- Regolare la dieta in base ai cambiamenti nei livelli di energia e nelle esigenze metaboliche, monitorando come il corpo reagisce a diversi alimenti e macronutrienti.

Transizione al Prossimo Punto: Con un miglioramento dell'energia e del metabolismo grazie a una dieta antinfiammatoria, il prossimo passo, discusso nel punto 7.2, esaminerà come questa dieta possa contribuire a ridurre i sintomi associati a malattie croniche. Attraverso l'adozione di questo stile alimentare, gli individui possono non solo sentirsi più energici e vitali, ma possono anche esperire miglioramenti significativi in condizioni di salute croniche, promuovendo così una vita più lunga e più salutare.

7.2 Riduzione dei Sintomi di Malattie Croniche

Un'alimentazione antinfiammatoria non solo migliora il benessere generale ma può anche avere un impatto significativo sulla riduzione dei sintomi di varie malattie croniche. Questo capitolo esamina come una dieta focalizzata sulla riduzione dell'infiammazione possa contribuire a mitigare i sintomi associati a condizioni come il diabete di tipo 2, le malattie cardiovascolari, l'artrite e alcune forme di cancro.

Influenza della Dieta Antinfiammatoria sulle Malattie Croniche:

1. **Malattie Cardiovascolari:**

   - Gli acidi grassi Omega-3, presenti in pesci grassi come il salmone e le sardine, riducono l'infiammazione e sono associati a una diminuzione del rischio di aritmie e aterosclerosi. Alimenti ricchi di fibre e antiossidanti, come verdure e frutta, possono abbassare la pressione sanguigna e migliorare il profilo lipidico, riducendo così il rischio di malattie cardiache.

2. **Diabete di Tipo 2:**

   - Una dieta antinfiammatoria può aiutare a moderare i livelli di glucosio nel sangue e migliorare la sensibilità all'insulina, riducendo la necessità di farmaci e mitigando il rischio di complicanze del diabete. L'incorporazione di cereali integrali, legumi, verdure a foglia verde e grassi sani supporta la regolazione della glicemia.

3. **Artrite Reumatoide:**

   - Alimenti come l'olio d'oliva extra vergine, ricco di oleocantale, e la curcuma, con la sua curcumina, hanno dimostrato proprietà antinfiammatorie che possono ridurre il dolore e la rigidità nelle articolazioni per chi soffre di artrite reumatoide.

4. **Prevenzione e Gestione del Cancro:**

- Diete ricche di frutta e verdura sono collegate a una ridotta incidenza di alcuni tipi di cancro, in parte grazie al loro alto contenuto di fibre, vitamine, minerali e composti fitochimici che combattono l'infiammazione.

Strategie Dietetiche Specifiche:

- **Riduzione del Consumo di Zuccheri e Grassi Saturi:** Limitare questi nutrienti può diminuire l'infiammazione e aiutare a prevenire o gestire malattie croniche.

- **Incremento di Alimenti Integrali e Naturali:** Sostituire cibi lavorati con opzioni integrali e naturali per ridurre l'esposizione a composti pro-infiammatori.

Monitoraggio e Adattamento della Dieta:

- **Regolare il Piano Alimentare:** Basare le modifiche dietetiche su risposte fisiche e risultati di esami medici per assicurare che la dieta rimanga efficace nel tempo.

- **Collaborazione con Professionisti della Salute:** Lavorare con medici e nutrizionisti per monitorare la progressione delle malattie croniche e adattare la dieta di conseguenza.

Transizione al Prossimo Punto: Con l'efficacia della dieta antinfiammatoria nella gestione e riduzione dei sintomi di malattie croniche, è fondamentale considerare anche il suo impatto sulla salute mentale e sullo stress. Il prossimo punto, 7.3, esplorerà come un'alimentazione antinfiammatoria non solo supporti la salute fisica ma anche quella mentale, contribuendo a una riduzione dello stress e migliorando la qualità della vita complessiva.

7.3 Impatti sulla salute mentale e riduzione dello stress

La dieta antinfiammatoria non solo offre benefici fisici ma influisce anche positivamente sulla salute mentale e sullo stress. Questo capitolo esplora come una corretta alimentazione possa contribuire a migliorare l'umore, ridurre i sintomi di ansia e depressione e generare un senso generale di benessere.

Connessione tra Dieta Antinfiammatoria e Salute Mentale:

1. **Riduzione dell'Infiammazione e Salute Cerebrale:**

   - La ricerca ha dimostrato che l'infiammazione sistemica contribuisce allo sviluppo di disturbi mentali come la depressione e l'ansia. Alimenti antinfiammatori, ricchi di omega-3, antiossidanti e fitonutrienti, possono ridurre l'infiammazione e proteggere il cervello, migliorando la salute mentale.

2. **Stabilizzazione dello Zucchero nel Sangue:**

   - Fluttuazioni estreme nei livelli di glucosio possono influenzare negativamente l'umore e la stabilità emotiva. Dieta antinfiammatoria che promuove un equilibrio stabile dello zucchero nel sangue attraverso l'integrazione di carboidrati complessi e fibre può aiutare a mantenere l'equilibrio emotivo.

3. **Gut-Brain Axis:**

- L'asse intestino-cervello illustra come la salute intestinale possa influenzare la salute mentale. Alimenti ricchi di fibre e probiotici supportano una microflora intestinale sana, che è essenziale per la produzione di neurotrasmettitori, come la serotonina, che regola l'umore.

Strategie Dietetiche per il Supporto Mentale:

- **Incorporazione di Cibi Ricchi di Omega-3:** Alimenti come il salmone, le noci e i semi di lino, noti per i loro effetti benefici sul cervello, dovrebbero essere una componente regolare della dieta.

- **Aumento dell'Intake di Antiossidanti:** Frutta e verdura colorate, tè verde, e cioccolato fondente possono ridurre lo stress ossidativo, migliorando la salute mentale.

- **Promozione di una Salute Intestinale Ottimale:** Integrare nella dieta alimenti fermentati come yogurt, kefir e crauti per supportare la biodiversità del microbioma intestinale.

Gestione dello Stress con la Dieta:

- **Tecniche di Mindful Eating:** Prestare attenzione a come si mangia, focalizzandosi sul gustare ogni boccone e sul riconoscere i segnali di sazietà del corpo, può ridurre lo stress e migliorare la relazione con il cibo.

- **Alimentazione Regolare:** Evitare lunghi periodi senza cibo può prevenire i cali di energia e umore, riducendo lo stress e migliorando la concentrazione.

Monitoraggio e Valutazione:

- **Valutazione Regolare dell'Umore e del Comportamento Alimentare:** Monitorare come specifici alimenti influenzano l'umore e i livelli di energia può aiutare a personalizzare ulteriormente la dieta per massimizzare i benefici per la salute mentale.

Transizione al Prossimo Punto: Dopo aver approfondito come la dieta antinfiammatoria influisce sulla salute mentale e sulla gestione dello stress, il prossimo punto, 7.4, esplorerà i benefici della dieta antinfiammatoria per la pelle e il suo potenziale anti-invecchiamento. Discuteremo come gli alimenti antinfiammatori non solo preservino la salute interna ma migliorino anche l'estetica esterna, contribuendo a una pelle più sana e a un aspetto più giovane.

7.4 Benefici per la pelle e anti-invecchiamento

Una dieta antinfiammatoria non solo supporta la salute interna, ma può anche avere effetti visibili sulla pelle, contribuendo a ridurre i segni dell'invecchiamento. Questo capitolo esamina come gli alimenti antinfiammatori possano migliorare la salute della pelle, promuovere la sua rigenerazione e prevenire il deterioramento precoce.

Influenza della Dieta Antinfiammatoria sulla Salute della Pelle:

1. **Riduzione dell'Infiammazione Cutanea:**

   - Alimenti ricchi di acidi grassi omega-3 e antiossidanti possono ridurre l'infiammazione a livello della pelle, alleviando condizioni come l'eczema, la psoriasi e l'acne rossa. La riduzione dell'infiammazione cronica aiuta anche a prevenire il deterioramento precoce del collagene e dell'elastina, proteine vitali per la salute e l'elasticità della pelle.

2. **Protezione contro i Danni Ossidativi:**

   - Vitamine come la C e la E, presenti in frutta e verdura fresca, proteggono la pelle dai danni causati dai radicali liberi. Questi antiossidanti aiutano a mantenere la struttura cellulare della pelle, ritardando l'apparizione di rughe e macchie senili.

3. **Supporto alla Rigenerazione Cellulare:**

   - Minerali essenziali come lo zinco e il selenio, presenti in semi, noci e legumi, sono cruciali per la rigenerazione della pelle. Promuovono la guarigione delle ferite e il rinnovamento delle cellule cutanee, contribuendo a mantenere la pelle giovane e resiliente.

Nutrienti Specifici e Loro Effetti sulla Pelle:

- **Omega-3:** Trovati nel pesce grasso, nei semi di lino e nelle noci, aiutano a mantenere l'umidità della pelle e a ridurre la secchezza e la desquamazione.

- **Vitamina A:** Presente in carote, patate dolci e verdure a foglia verde, è essenziale per il processo di riparazione della pelle.

- **Vitamina C:** Agrumi, peperoni e kiwi, che sono ricchi di vitamina C, supportano la produzione di collagene, fondamentale per la struttura e l'elasticità della pelle.

Strategie Dietetiche per la Salute della Pelle:

- **Idratazione:** Bevande abbondanti, soprattutto acqua e tè verde, possono aiutare a mantenere la pelle idratata e a eliminare le tossine che possono contribuire all'invecchiamento cutaneo.

- **Dieta Colorata:** Consumare una dieta ricca di frutta e verdura colorata assicura un apporto adeguato di vitamine e antiossidanti, promuovendo la salute e la vitalità della pelle.

Stile di Vita e Cura della Pelle:

- **Protezione Solare:** Oltre alla dieta, proteggere la pelle dai danni UV con un adeguato uso di creme solari è essenziale per prevenire l'invecchiamento precoce.

- **Pulizia e Cura Regolare:** Mantenere una routine di cura della pelle che include la pulizia e l'idratazione può rafforzare gli effetti di una dieta antinfiammatoria.

Transizione al Prossimo Punto: Mentre una dieta antinfiammatoria offre numerosi benefici per la salute della pelle e combatte i segni visibili dell'invecchiamento, è altrettanto importante considerare come tali abitudini alimentari possano prevenire condizioni di salute future. Nel prossimo punto, 7.5, esploreremo come un'alimentazione mirata possa funzionare non solo come intervento ma anche come strategia preventiva per vari disturbi legati all'età e al deterioramento fisico.

7.5 Prevenzione di future condizioni di salute

Adottare un approccio proattivo alla salute mediante una dieta antinfiammatoria può giocare un ruolo cruciale nella prevenzione di future condizioni mediche. Questo capitolo esplora come un regime alimentare focalizzato sulla riduzione dell'infiammazione possa aiutare a prevenire malattie croniche come malattie cardiache, diabete di tipo 2, alcune forme di cancro, e altre condizioni legate all'età.

Prevenzione attraverso la Dieta Antinfiammatoria:

1. **Riduzione del Rischio di Malattie Cardiovascolari:**

    - Consumare una dieta ricca di alimenti antinfiammatori come verdure a foglia verde, frutta fresca, pesce ricco di omega-3 e noci può ridurre l'infiammazione e migliorare i fattori di rischio cardiaci come i livelli di colesterolo e la pressione arteriosa.

2. **Prevenzione del Diabete di Tipo 2:**

    - Mantenere un equilibrio glicemico attraverso l'ingestione regolare di carboidrati complessi e riducendo l'assunzione di zuccheri semplici e cibi altamente lavorati può prevenire o ritardare l'insorgenza del diabete di tipo 2. Gli alimenti ricchi di fibre migliorano la sensibilità all'insulina e aiutano a gestire i livelli di zucchero nel sangue.

3. **Riduzione del Rischio di Alcuni Tipi di Cancro:**

    - Dieta ricca di frutta e verdura fornisce antiossidanti e fitochimici che possono proteggere contro il cancro riducendo il danno cellulare e l'infiammazione. In particolare, gli alimenti come i pomodori (ricchi di licopene), le crucifere (come broccoli e cavolfiori, ricchi di sulforafano) e le bacche (con elevati livelli di antocianine) sono stati collegati alla riduzione del rischio di cancro.

4. **Mantenimento della Salute Cognitiva e Riduzione del Declino Neurologico:**

   - Le diete antinfiammatorie, in particolare quelle ricche di omega-3, antiossidanti e vitamine del gruppo B, possono supportare la funzione cerebrale e ridurre il rischio di disturbi cognitivi legati all'età, come il morbo di Alzheimer e altre forme di demenza.

Strategie per Implementare una Dieta Antinfiammatoria Preventiva:

- **Diversificazione Alimentare:** Assicurarsi di includere una vasta gamma di alimenti antinfiammatori per beneficiare dei diversi nutrienti e fitochimici che ognuno offre.

- **Monitoraggio Regolare della Salute:** Eseguire controlli regolari per monitorare marcatori di salute come colesterolo, pressione sanguigna e livelli di zucchero nel sangue può aiutare a fare aggiustamenti tempestivi nella dieta.

- **Educazione Continua:** Rimani informato sulle ultime ricerche in nutrizione e salute per poter adattare e aggiornare la dieta in base alle scoperte scientifiche.

Transizione al Prossimo Punto: Mentre la dieta gioca un ruolo essenziale nella prevenzione delle malattie, l'incorporazione dell'esercizio fisico nel regime quotidiano può ulteriormente amplificare i benefici. Nel prossimo punto, 8.1, esploreremo l'importanza dell'esercizio fisico in un piano di dieta antinfiammatoria, dimostrando come l'attività fisica regolare non solo sostenga la gestione del peso e la salute cardiovascolare, ma contribuisca anche direttamente alla riduzione dell'infiammazione sistemica.

Capitolo 8: Esercizio Fisico e Stile di Vita

8.1 L'importanza dell'esercizio fisico in una dieta antinfiammatoria

L'integrazione dell'esercizio fisico in un regime alimentare antinfiammatorio non solo amplifica i benefici della dieta ma contribuisce anche a una riduzione complessiva dell'infiammazione nel corpo. Questo capitolo discute il ruolo cruciale dell'attività fisica nel potenziare l'efficacia della dieta antinfiammatoria e nel promuovere una salute ottimale.

Connessione tra Esercizio Fisico e Riduzione dell'Infiammazione:

1. **Miglioramento della Circolazione e Riduzione delle Citochine Infiammatorie:**

    - L'attività fisica regolare aumenta il flusso sanguigno e aiuta a mobilizzare le citochine, che sono proteine coinvolte nella regolazione delle risposte infiammatorie del corpo. L'esercizio può stimolare la produzione di citochine anti-infiammatorie mentre riduce quelle pro-infiammatorie.

2. **Riduzione del Grasso Corporeo:**

    - Il tessuto adiposo, specialmente quello viscerale, produce sostanze infiammatorie che possono contribuire a malattie croniche. L'attività fisica aiuta a ridurre il grasso corporeo e, di conseguenza, i livelli di infiammazione correlati.

3. **Potenziamento del Sistema Immunitario:**

   - L'esercizio fisico moderato può rafforzare il sistema immunitario, migliorando la capacità del corpo di combattere le infezioni e di moderare i processi infiammatori naturali.

Benefici Psicologici dell'Esercizio Fisico:

- **Riduzione dello Stress e Miglioramento dell'Umore:**

  - L'attività fisica stimola la produzione di endorfine, spesso conosciute come gli ormoni della felicità, che possono aiutare a ridurre lo stress e migliorare l'umore. La riduzione dello stress è fondamentale, poiché lo stress cronico è un noto fattore che contribuisce all'infiammazione.

Incorporazione dell'Esercizio nella Routine Quotidiana:

- **Regolarità:** Stabilire una routine regolare di esercizio fisico, che includa una combinazione di attività aerobica, di resistenza e di flessibilità, per massimizzare i benefici antinfiammatori.

- **Gradualità:** Incrementare gradualmente l'intensità e la durata dell'esercizio per evitare infortuni e per permettere al corpo di adattarsi ai nuovi livelli di attività fisica.

Esercizio e Dieta: Un Approccio Integrato:

- **Alimentazione Pre e Post Allenamento:**

    - Consumare snack o pasti equilibrati prima e dopo l'esercizio può aiutare a mantenere i livelli energetici e a ottimizzare la riparazione e la crescita muscolare. Alimenti ricchi di proteine e carboidrati complessi sono ideali per supportare l'attività fisica.

- **Idratazione:**

    - Mantenere un'adeguata idratazione è cruciale, specialmente durante e dopo l'esercizio, per supportare la funzione cellulare e ridurre la fatica.

Transizione al Prossimo Punto: L'importanza dell'esercizio fisico nel contesto di una dieta antinfiammatoria è chiara, ma è altrettanto cruciale scegliere il tipo giusto di attività fisica per massimizzare i benefici. Nel prossimo punto, 8.2, esploreremo vari tipi di esercizio raccomandati che si integrano bene con una dieta antinfiammatoria, offrendo opzioni diverse per adattarsi a vari livelli di fitness e preferenze personali.

8.2 Tipi di esercizio raccomandati

Per massimizzare i benefici di una dieta antinfiammatoria, è essenziale integrare tipi di esercizio che supportino la riduzione dell'infiammazione e promuovano la salute generale. Questo capitolo esplora diverse forme di attività fisica che possono essere particolarmente efficaci nel contesto di una dieta antinfiammatoria.

Esercizi Aerobici:

1. **Camminata Veloce:**

   - La camminata è un'attività a basso impatto che può essere facilmente incorporata nella routine quotidiana. Una camminata veloce per 30 minuti al giorno può migliorare la circolazione, ridurre il peso e diminuire i livelli di infiammazione.

2. **Ciclismo:**

   - Il ciclismo, sia all'aperto sia su cyclette, è un altro esempio di esercizio a basso impatto che aiuta a migliorare la funzione cardiaca e a bruciare calorie, riducendo il grasso corporeo che contribuisce all'infiammazione.

3. **Nuoto:**

   - Il nuoto è particolarmente benefico per le persone con condizioni articolari o sovrappeso, in quanto l'acqua sostiene il peso del corpo e riduce lo stress sulle articolazioni, permettendo un allenamento efficace senza dolore.

Allenamento di Forza:

1. **Sollevamento Pesi:**

   - L'allenamento di resistenza aiuta a costruire la massa muscolare, che può migliorare il metabolismo e aiutare a regolare i livelli di zuccheri e grassi nel sangue. Aumentare la massa muscolare è anche associato a una riduzione dell'infiammazione.

2. **Esercizi a Corpo Libero:**

- Esercizi come squat, push-up e plank possono essere eseguiti senza attrezzature aggiuntive e sono eccellenti per rafforzare i muscoli e supportare l'apparato scheletrico.

Allenamento di Flessibilità e Equilibrio:

1. **Yoga:**

- Lo yoga non solo migliora la flessibilità e l'equilibrio ma ha anche benefici per la riduzione dello stress e dell'infiammazione. Le pratiche di yoga possono includere posture che stimolano la digestione e la circolazione, riducendo l'infiammazione interna.

2. **Tai Chi:**

- Questo antico esercizio cinese è noto per i suoi movimenti lenti e fluidi che migliorano l'equilibrio, la flessibilità e la forza. Il Tai Chi è anche efficace nel ridurre lo stress e promuovere il benessere mentale e fisico.

Importanza della Regolarità:

- Mantenere una routine regolare di esercizio è cruciale. È consigliabile alternare tra diverse forme di attività fisica per mantenere il corpo e la mente stimolati e per evitare il sovraccarico di specifici gruppi muscolari.

Transizione al Prossimo Punto: Mentre l'attività fisica è un componente fondamentale del benessere complessivo, l'integrazione di tecniche di rilassamento e mindfulness può ulteriormente potenziare i benefici della dieta antinfiammatoria e dell'esercizio fisico. Nel prossimo punto, 8.3, esploreremo come attività come la meditazione, il training autogeno e tecniche di respirazione possano essere integrate per migliorare la gestione dello stress e aumentare la resilienza mentale e fisica.

8.3 Integrare attività di rilassamento e mindfulness

Integrare attività di rilassamento e mindfulness nel proprio stile di vita può avere un impatto significativo sulla riduzione dell'infiammazione e sulla promozione del benessere generale. Questo capitolo esplora varie tecniche di mindfulness e rilassamento che possono aiutare a gestire lo stress, migliorare la salute mentale e sostituire i meccanismi di risposta infiammatoria con quelli più salutari.

Benefici della Mindfulness e del Rilassamento:

1. **Riduzione dello Stress:**

   - La pratica regolare della mindfulness e delle tecniche di rilassamento può abbassare i livelli di cortisolo, l'ormone dello stress, che è direttamente legato all'infiammazione.

2. **Miglioramento della Risposta Emotiva:**

   - Attività come la meditazione aiutano a centreremo i pensieri e a gestire meglio le emozioni, riducendo la frequenza e l'intensità delle reazioni infiammatorie scatenate dallo stress psicologico.

3. **Incremento dell'Autocoscienza:**

- Tecniche di mindfulness migliorano la consapevolezza del proprio corpo, delle sensazioni e dei pensieri, aiutando a riconoscere e a gestire i segnali precoci di stress e infiammazione.

Tecniche di Rilassamento e Mindfulness:

1. **Meditazione:**

- Praticare la meditazione quotidianamente, anche per pochi minuti al giorno, può significativamente ridurre lo stress e migliorare la concentrazione e la tranquillità mentale.

2. **Yoga:**

- Lo yoga combina movimento fisico, meditazione e tecniche di respirazione, il che lo rende un esercizio eccellente per la mente e il corpo per ridurre lo stress e l'infiammazione.

3. **Respirazione Profonda:**

- Tecniche di respirazione profonda, come la respirazione diaframmatica, possono aiutare a calmare il sistema nervoso e a ridurre la risposta del corpo allo stress.

4. **Training Autogeno:**

- Questa tecnica di rilassamento autogeno coinvolge la visualizzazione e la consapevolezza corporea per instaurare uno stato di calma profonda.

Implementazione delle Pratiche di Mindfulness nel Quotidiano:

- **Routine Quotidiana:**

  - Stabilire momenti specifici della giornata dedicati alla pratica della mindfulness, come al mattino o prima di coricarsi.

- **Ambiente Conducivo:**

  - Creare uno spazio tranquillo e confortevole in casa dove praticare regolarmente la meditazione o il yoga.

- **Workshop e Corsi:**

  - Partecipare a workshop o corsi può fornire strumenti aggiuntivi e supporto comunitario per approfondire la pratica della mindfulness.

Transizione al Prossimo Punto: Mentre le tecniche di rilassamento e mindfulness possono ridurre significativamente lo stress e l'infiammazione, è altrettanto importante gestire adeguatamente il sonno e il riposo. Nel prossimo punto, 8.4, esploreremo come una buona igiene del sonno possa supportare ulteriormente la riduzione dell'infiammazione, migliorare la resilienza fisica e mentale e promuovere una salute ottimale.

8.4 Gestire il sonno e il riposo

Un sonno adeguato è cruciale per il mantenimento della salute generale e per combattere l'infiammazione. La mancanza di sonno può attivare risposte infiammatorie nel corpo e compromettere il sistema immunitario. Questo capitolo esamina come una buona igiene del sonno possa supportare una dieta antinfiammatoria, migliorando la salute e il benessere complessivi.

Importanza del Sonno per la Salute Antinfiammatoria:

1. **Riparazione e Recupero:**

   - Durante il sonno, il corpo svolge processi critici di riparazione e rigenerazione a livello cellulare, incluso il rinnovo delle cellule immunitarie. Questi processi sono essenziali per mantenere bassi i livelli di infiammazione.

2. **Regolazione degli Ormoni:**

   - Il sonno regola la produzione di importanti ormoni, inclusi quelli legati allo stress come il cortisolo. Un sonno adeguato aiuta a mantenere questi ormoni in equilibrio, prevenendo l'infiammazione causata dallo stress cronico.

3. **Riduzione del Rischio di Malattie Croniche:**

   - Studi hanno mostrato che un sonno insufficiente è associato a un rischio aumentato di condizioni quali obesità, diabete di tipo 2, malattie cardiache e disturbi dell'umore, tutti correlati all'infiammazione.

Strategie per Migliorare l'Igiene del Sonno:

1. **Routine Consistente:**

   - Andare a letto e svegliarsi alla stessa ora ogni giorno, anche nei fine settimana, per stabilizzare il ritmo circadiano del corpo.

2. **Ambiente Conducivo al Sonno:**

   - Mantenere la camera da letto fresca, buia e tranquilla. Investire in buoni tendaggi oscuranti, biancheria da letto confortevole e, se necessario, utilizzare dispositivi per il rumore bianco per bloccare i suoni disturbanti.

3. **Limitazione dell'Esposizione alla Luce Blu:**

   - Evitare schermi di smartphone, tablet e computer almeno un'ora prima di coricarsi poiché la luce blu emessa da questi dispositivi può interferire con la produzione di melatonina, l'ormone del sonno.

4. **Rilassamento Pre-Sonno:**

   - Incorporare pratiche rilassanti come la lettura, il bagno caldo o tecniche di respirazione profonda prima di andare a letto per facilitare la transizione al sonno.

5. **Dieta e Sonno:**

   - Evitare pasti pesanti, caffeina e alcol nelle ore serali, poiché possono disturbare il sonno. Optare per uno spuntino leggero che favorisca il sonno, come il latte caldo o una piccola porzione di yogurt con mandorle, se necessario.

Monitoraggio della Qualità del Sonno:

- Utilizzare app per il sonno o dispositivi indossabili per monitorare le abitudini di sonno e identificare eventuali interruzioni o modelli irregolari che potrebbero indicare problemi da indirizzare con un professionista.

Transizione al Prossimo Punto: Mentre il sonno adeguato è un pilastro fondamentale nella gestione dell'infiammazione e nella promozione della salute, è altrettanto importante considerare come minimizzare l'impatto dei fattori di stress ambientali e personali nella vita quotidiana. Nel prossimo punto, 8.5, discuteremo le strategie per identificare e ridurre questi stressori, ulteriormente potenziando l'efficacia di una dieta e uno stile di vita antinfiammatori.

8.5 Evitare fattori di stress ambientali e personali

Gestire e minimizzare l'esposizione a stress ambientali e personali è fondamentale per mantenere un basso livello di infiammazione nel corpo. Questo capitolo esplora come identificare e ridurre gli stressori comuni che possono compromettere la salute e annullare i benefici di una dieta antinfiammatoria.

Identificazione degli Stressori Ambientali e Personali:

1. **Fattori Ambientali:**

    - **Inquinamento:** Sia che si viva in città o vicino a zone industriali, l'esposizione a inquinanti atmosferici può contribuire all'infiammazione. Utilizzare purificatori d'aria in casa e limitare il tempo trascorso in aree ad alta inquinamento può aiutare a ridurre l'esposizione.

    - **Prodotti Chimici Domestici:** Prodotti per la pulizia, cosmetici e plastica possono contenere sostanze chimiche che agiscono come endocrino-disruptori o irritanti. Optare per prodotti naturali o ecologici può diminuire il carico tossico.

2. **Fattori di Stress Personali:**

   - **Lavoro e Relazioni:** Stress cronico da lavoro o conflitti interpersonali può innescare reazioni infiammatorie nel corpo. Tecniche di gestione dello stress e counseling possono essere risorse preziose.

   - **Sovraccarico di Informazioni:** L'esposizione costante a notizie negative o ai social media può aumentare lo stress e l'ansia. Limitare il tempo trascorso sui media e praticare "digiuni digitali" periodici può migliorare il benessere mentale.

Strategie per Ridurre l'Impatto degli Stressori:

1. **Miglioramento dell'Ambiente Domestico:**

   - Creare uno spazio che promuova il benessere, con abbondante luce naturale, piante, e zone dedicate al relax può aiutare a ridurre lo stress quotidiano.

2. **Tecniche di Riduzione dello Stress:**

   - Pratiche come yoga, meditazione e esercizi di respirazione possono essere integrate nella routine quotidiana per aiutare a gestire lo stress in modo efficace.

   - Attività ricreative che portano gioia e distrazione, come l'hobby, lo sport, o il tempo trascorso in natura, possono anche ridurre significativamente i livelli di stress.

3. **Supporto Sociale:**

   - Mantenere relazioni di supporto con amici e familiari è essenziale. Partecipare a gruppi di supporto o incontri comunitari può offrire comfort e strategie di coping condivise.

4. **Gestione Proattiva della Salute Mentale:**

   - Consultare regolarmente un terapeuta o uno psicologo può fornire strumenti per gestire lo stress e affrontare efficacemente le sfide emotive e psicologiche.

Monitoraggio e Valutazione Continua:

- Tenere un diario dello stress può aiutare a identificare specifici fattori scatenanti e monitorare il successo delle strategie di gestione dello stress adottate.

Transizione al Prossimo Punto: Mentre adottare misure per ridurre l'esposizione a stress ambientali e personali può migliorare significativamente la salute e il benessere, è anche importante sapere come gestire le situazioni quando si verificano ricadute. Nel prossimo punto, 9.1, discuteremo cosa fare in caso di ricaduta, offrendo strategie per riprendersi rapidamente e mantenere il percorso verso una salute ottimale nonostante gli ostacoli occasionali.

Capitolo 9: Gestire le Fluttuazioni e le Ricadute

9.1 Cosa fare quando si verifica una ricaduta

Adottare uno stile di vita antinfiammatorio può essere impegnativo, e le ricadute sono comuni. Capire come gestire questi momenti può aiutare a mantenere il percorso verso il benessere. Questo capitolo fornisce strategie per affrontare e superare le ricadute, garantendo che rimangano temporanee e non compromettano i progressi a lungo termine.

Riconoscere e Accettare la Ricaduta:

1. **Identificazione Precoce:**

   - Essere consapevoli dei segni di una ricaduta, che possono includere il ritorno di vecchie abitudini alimentari, la diminuzione dell'attività fisica, o un aumento dello stress e dell'ansia, è fondamentale per intervenire rapidamente.

2. **Accettazione:**

   - Riconoscere che le ricadute fanno parte del viaggio può aiutare a ridurre la frustrazione e la colpa. Accettare la ricaduta come un'opportunità di apprendimento può trasformare l'esperienza in uno strumento di crescita.

Analisi delle Cause della Ricaduta:

- **Riflessione:** Prendersi il tempo per riflettere sulle cause che hanno portato alla ricaduta. Questo potrebbe includere eventi di vita stressanti, cambiamenti ambientali, pressione sociale, o semplicemente una mancanza di pianificazione.

- **Diario:** Mantenere un diario per annotare i pensieri e i comportamenti può aiutare a identificare i modelli e le circostanze che precedono una ricaduta.

Strategie di Ripresa:

1. **Pianificazione e Preparazione:**

   - Rivedere e adattare il piano alimentare e di esercizio fisico se necessario, assicurandosi che sia realistico e sostenibile.

   - Preparare pasti e snack in anticipo per evitare decisioni alimentari impulsive.

2. **Supporto Sociale:**

   - Coinvolgere amici, familiari o un gruppo di supporto può fornire la motivazione e la responsabilità necessarie per superare la ricaduta.

   - Considerare il supporto professionale, come un dietista o un terapeuta, per aiuti specifici e guidati.

3. **Incrementare la Motivazione:**

   - Ristabilire gli obiettivi a breve e lungo termine e ricordare i motivi personali per aver scelto uno stile di vita antinfiammatorio.

   - Celebrare i piccoli successi lungo il percorso per aumentare la motivazione.

Prevenzione delle Future Ricadute:

- **Apprendimento dalle Esperienze Passate:** Utilizzare le informazioni apprese durante la ricaduta per rafforzare il piano di prevenzione.

- **Strategie di Coping Flessibili:** Sviluppare un set di strategie di coping per gestire lo stress e le tentazioni in modo sano ed efficace.

Transizione al Prossimo Punto: Essere preparati a gestire le ricadute è vitale, ma è altrettanto importante avere strategie per rimanere in pista durante i periodi di stress elevato. Nel prossimo punto, 9.2, esploreremo strategie pratiche per mantenere la coerenza nella dieta e nell'esercizio fisico, anche quando la vita diventa particolarmente impegnativa. Queste tattiche aiuteranno a prevenire le ricadute future e a stabilizzare i progressi nel lungo termine.

9.2 Strategie per rimanere in pista durante i periodi di stress

Durante i periodi di stress elevato, mantenere uno stile di vita antinfiammatorio può diventare particolarmente sfidante. Questo capitolo fornisce strategie concrete per rimanere fedeli alla dieta e all'esercizio fisico anche nei momenti più difficili, aiutando a prevenire le ricadute e a continuare il percorso verso il benessere.

Preparazione e Pianificazione:

1. **Pianificazione dei Pasti Anticipata:**

   - Dedica del tempo ogni settimana alla pianificazione dei pasti e alla preparazione in anticipo. Avere pasti già pronti o semi-pronti può ridurre la tentazione di optare per opzioni meno salutari quando si è sotto pressione.

- Utilizzare congelatori e frigoriferi in modo strategico per conservare porzioni di cibi sani che possono essere facilmente riscaldati e consumati.

2. Routine di Esercizio Flessibili:

- Sviluppare un programma di allenamento che possa essere adattato a seconda del livello di stress e del tempo disponibile. Ad esempio, se una sessione di allenamento completo non è fattibile, optare per brevi sessioni di esercizi intensi o camminate rapide.

Gestione dello Stress:

1. Tecniche di Riduzione dello Stress:

- Integrare nella routine quotidiana pratiche di mindfulness, yoga o meditazione per gestire lo stress in modo proattivo.

- Imparare e applicare tecniche di respirazione profonda che possono essere utilizzate in qualsiasi momento per calmare la mente e ridurre la tensione fisica.

2. Supporto Sociale:

- Mantenere contatti regolari con amici e familiari che supportano gli sforzi verso uno stile di vita sano. Condividere le proprie esperienze e sfide può aiutare a ricevere incoraggiamento e consigli pratici.

- Considerare la partecipazione a gruppi di supporto online o comunitari, dove è possibile scambiare idee e strategie con altre persone che affrontano sfide simili.

Prioritizzazione e Limitazione dei Compromessi:

1. **Stabilire Priorità Chiare:**

   - Identificare quali aspetti della dieta e dell'attività fisica sono più cruciali e meno negoziabili. Ad esempio, concentrarsi sulla qualità dei cibi consumati piuttosto che sulla quantità può essere una strategia efficace quando il tempo è limitato.

   - Decidere quali compromessi sono accettabili in anticipo può prevenire decisioni affrettate e meno salutari.

2. **Automazione delle Decisioni:**

   - Ridurre il numero di decisioni quotidiane legate al cibo e all'esercizio, ad esempio stabilendo un menu fisso per la colazione o programmando sessioni di allenamento fisse, può aiutare a mantenere la coerenza anche sotto stress.

Monitoraggio e Valutazione:

- Tenere traccia dei progressi e delle sfide attraverso un diario o un'app. Questo aiuta a visualizzare successi e aree di miglioramento, motivando e informando le decisioni future.

Transizione al Prossimo Punto: Rimanere fedeli alla dieta e all'esercizio durante i periodi di stress è vitale, ma è anche importante monitorare continuamente il proprio progresso e affrontare eventuali problemi che emergono. Nel prossimo punto, 9.3, discuteremo l'importanza di utilizzare un diario alimentare per monitorare sia i progressi che i problemi, consentendo un aggiustamento tempestivo e accurato del piano alimentare e di esercizio.

9.3 Uso del diario alimentare per monitorare progressi e problemi

L'utilizzo di un diario alimentare è uno strumento fondamentale per chiunque segua una dieta antinfiammatoria. Questo capitolo discute come tenere un diario alimentare possa aiutare a tracciare l'assunzione di cibo, identificare pattern che influenzano la salute e modificare abitudini alimentari per ottimizzare i risultati.

Benefici del Diario Alimentare:

1. **Consapevolezza e Responsabilità:**

   - Registrare quotidianamente ciò che si mangia aumenta la consapevolezza delle proprie abitudini alimentari e promuove la responsabilità personale. Questo può portare a scelte più consapevoli e a una maggiore aderenza alla dieta.

2. **Identificazione di Pattern e Reazioni Alimentari:**

   - Un diario alimentare può aiutare a riconoscere connessioni tra alimenti consumati e sintomi fisici o emotivi, come gonfiore, fatica o variazioni dell'umore, facilitando l'identificazione di alimenti che potrebbero aggravare l'infiammazione.

3. **Monitoraggio del Progresso:**

- Documentare regolarmente l'assunzione di cibo permette di visualizzare i progressi verso gli obiettivi dietetici e di salute, aumentando la motivazione a continuare o adattare il percorso se necessario.

Come Mantenere un Diario Alimentare Efficace:

1. **Regolarità e Dettaglio:**

- Scrivere nel diario dopo ogni pasto e snack per evitare dimenticanze o inesattezze. Includere dettagli come la quantità di cibo, l'orario dei pasti e i sentimenti pre e post-consumo per avere un quadro completo.

2. **Valutazione del Contesto:**

- Annotare anche il contesto in cui i pasti vengono consumati, ad esempio, se si mangia da soli, durante il lavoro, o in situazioni sociali. Questo può aiutare a capire come l'ambiente influenzi le scelte alimentari.

3. **Uso di Strumenti Digitali:**

- Considerare l'utilizzo di app di diario alimentare che possono facilitare la registrazione e offrire analisi nutrizionali. Molte app permettono anche di tracciare l'attività fisica, fornendo un quadro integrato della salute.

4. **Revisione e Riflessione Periodica:**

- Dedicare tempo regolarmente per rivedere il diario e riflettere sui dati raccolti. Questo può includere l'analisi settimanale o mensile delle abitudini alimentari per identificare aree di successo e aspetti migliorabili.

Utilizzo del Diario per l'Ajustamento della Dieta:

- Sulla base delle informazioni raccolte, apportare modifiche mirate alla dieta per migliorare la salute e ridurre l'infiammazione. Ad esempio, aumentare l'assunzione di certi nutrienti che si sono rivelati benefici o eliminare alimenti che causano disagio o reazioni negative.

Transizione al Prossimo Punto: Mentre il diario alimentare offre un mezzo per tracciare e ottimizzare l'alimentazione individuale, il supporto familiare e sociale gioca un ruolo cruciale nel mantenere uno stile di vita salutare. Nel prossimo punto, 9.4, esploreremo come il sostegno da parte di familiari e amici possa influenzare positivamente l'adesione alla dieta antinfiammatoria e alla gestione complessiva della salute.

9.4 Supporto familiare e sociale

Il sostegno di amici e familiari è essenziale quando si adotta un nuovo stile di vita, in particolare uno che richiede cambiamenti significativi come una dieta antinfiammatoria. Questo capitolo esplora come il supporto sociale possa influenzare positivamente l'adesione a una dieta salutare, fornendo motivazione, responsabilità e incoraggiamento.

Importanza del Supporto Sociale:

1. **Motivazione Condivisa:**

   - Avere amici o familiari coinvolti nello stesso percorso può aumentare la motivazione reciproca e creare un ambiente di supporto e incoraggiamento. Questo può includere la preparazione condivisa dei pasti, l'esercizio fisico insieme o la partecipazione a gruppi di supporto.

2. **Gestione delle Sfide:**

   - Affrontare le sfide insieme, come resistere alle tentazioni durante eventi sociali o gestire il rifiuto di cibi malsani, diventa più gestibile quando si ha il supporto di altri. Discutere apertamente di queste sfide con chi ci supporta può offrire nuove prospettive e soluzioni.

3. **Emotività e Sostegno Psicologico:**

   - Il cambiamento può essere emotivamente difficile. Avere una rete di supporto può fornire un luogo sicuro per esprimere frustrazioni, gioie e paure, riducendo la sensazione di isolamento e aumentando la resilienza psicologica.

Strategie per Incrementare il Supporto Familiare e Sociale:

1. **Comunicazione Aperta:**

   - Essere aperti e onesti con gli altri riguardo agli obiettivi di salute e ai motivi dietro la scelta di uno stile di vita antinfiammatorio può aiutare a ottenere il loro supporto e comprensione.

Spiegare chiaramente come possono supportare può guidarli su come aiutare nel modo più efficace.

2. **Inclusione nelle Attività:**

   - Coinvolgere amici e familiari nelle attività legate al nuovo stile di vita, come fare la spesa insieme, scegliere insieme ricette salutari o partecipare a corsi di cucina salutare, può rendere il processo più piacevole e meno gravoso.

3. **Creazione di Tradizioni Salutari:**

   - Sviluppare nuove tradizioni che si allineino con lo stile di vita antinfiammatorio, come passeggiate domenicali in famiglia o serate di giochi senza snack malsani, può aiutare tutti i membri della famiglia o del gruppo sociale a sentirsi coinvolti e apprezzati.

4. **Utilizzo dei Social Media:**

   - Creare o unirsi a gruppi sui social media che promuovono stili di vita salutari può estendere la rete di supporto oltre il cerchio immediato, offrendo accesso a una comunità più ampia di persone con obiettivi simili.

Monitoraggio e Adattamento:

- Essere consapevoli di come le dinamiche sociali influenzano l'adesione alla dieta e apportare regolazioni al proprio circolo sociale o alle proprie abitudini di interazione sociale possono essere necessarie per mantenere il percorso di salute.

Transizione al Prossimo Punto: Mentre il supporto familiare e sociale è vitale, ci sono momenti in cui le sfide superano ciò che l'ambiente immediato può offrire. Nel prossimo punto, 9.5, discuteremo quando e come cercare aiuto professionale per affrontare questioni che richiedono un'attenzione specializzata, assicurando che ogni aspetto della salute venga gestito efficacemente.

9.5 Quando cercare aiuto professionale

Mentre la dieta antinfiammatoria e l'esercizio fisico sono potenti strumenti per mantenere la salute, ci sono situazioni in cui è necessario ricorrere a professionisti della salute. Questo capitolo discute i segnali che indicano la necessità di aiuto professionale e i tipi di specialisti da consultare per garantire il miglior supporto possibile.

Identificazione dei Segnali di Allarme:

1. **Persistenza o Peggioramento dei Sintomi:**

   - Se i sintomi dell'infiammazione, come dolore cronico, fatica, o problemi digestivi, persistono nonostante l'adesione alla dieta antinfiammatoria, può essere un segnale che sono necessarie ulteriori indagini e un intervento più specifico.

2. **Problemi di Salute Mentale:**

   - Difficoltà come la depressione persistente, ansia grave, o altri disturbi dell'umore che non migliorano con le modifiche dello stile di vita possono beneficiare del supporto di un professionista della salute mentale.

3. **Reazioni Avverse a Cibi Specifici:**

   - Se si sospetta una allergia alimentare o si sviluppa una nuova intolleranza, è importante consultare un allergologo o un gastroenterologo per test specifici e consigli di dieta personalizzati.

4. **Stallo o Regressione nel Progresso:**

   - Se i progressi verso gli obiettivi di salute si interrompono o regrediscono, può essere utile consultare un dietologo o un nutrizionista per rivedere e ottimizzare il piano alimentare.

Tipi di Professionisti della Salute da Considerare:

1. **Medici:**

   - Medici di base o specialisti (come reumatologi per l'artrite, endocrinologi per il diabete, o cardiologi per problemi cardiaci) possono offrire trattamenti e consigli basati sulle condizioni specifiche.

2. **Nutrizionisti e Dietologi:**

   - Questi specialisti possono fornire piani alimentari personalizzati, consigliare supplementi e aiutare a gestire le condizioni di salute attraverso la dieta.

3. **Psicologi e Terapisti:**

   - Professionisti della salute mentale possono aiutare a gestire lo stress, l'ansia, e la depressione che possono accompagnare o influenzare le condizioni fisiche.

4. **Fisioterapisti o Personal Trainer:**

   - Questi esperti possono personalizzare programmi di esercizio fisico per adattarsi a limitazioni specifiche, migliorare la mobilità e ridurre il dolore.

Creazione di un Team di Supporto:

- Assemblare un team di professionisti che collaborano può offrire un approccio olistico alla gestione della salute. Assicurarsi che i professionisti scelti siano a conoscenza degli altri trattamenti in corso per coordinare efficacemente le cure.

Monitoraggio e Valutazione:

- Mantenere registrazioni dettagliate delle consultazioni, dei trattamenti ricevuti e dei progressi può aiutare il team di cura a fare aggiustamenti necessari e a garantire che la strategia complessiva sia efficace.

Transizione al Prossimo Punto: Oltre al sostegno professionale, ascoltare le storie di chi ha già intrapreso e beneficiato di una dieta antinfiammatoria può offrire ispirazione e comprensione pratica. Nel prossimo punto, 10.1, condivideremo testimonianze e storie reali di persone che hanno seguito la dieta antinfiammatoria, illustrando i loro successi e le sfide affrontate lungo il percorso.

Capitolo 10: Storie di Successo

10.1 Testimonianze e storie reali di chi ha seguito la dieta

Ascoltare le storie di coloro che hanno adottato una dieta antinfiammatoria può fornire ispirazione e prospettive concrete sui benefici e sulle sfide di questo stile di vita. Questo capitolo raccoglie testimonianze di individui che hanno sperimentato miglioramenti significativi nella loro salute e benessere grazie alla dieta antinfiammatoria.

Storie di Successo:

1. **La Storia di Marco:**

   - Marco, un uomo di 45 anni con una storia di artrite reumatoide, racconta come la dieta antinfiammatoria abbia notevolmente ridotto i suoi sintomi dolorosi. Dopo sei mesi di dieta rigorosa, inclusa l'eliminazione di zuccheri raffinati e l'aumento dell'assunzione di omega-3 e verdure a foglia verde, Marco ha notato una diminuzione significativa del dolore e un miglioramento della mobilità.

2. **Il Percorso di Giulia:**

   - Giulia, una donna di 30 anni che lottava con frequenti disturbi digestivi e stanchezza, ha scoperto che eliminando i prodotti lattiero-caseari e aumentando i cibi ricchi di fibre come legumi e cereali integrali, i suoi sintomi sono stati notevolmente alleviati. La sua energia è aumentata e i problemi digestivi sono quasi scomparsi.

3. **Esperienza di Antonio:**

   - Antonio, un insegnante di 50 anni con un alto rischio di diabete di tipo 2 a causa della storia familiare, ha adottato una dieta antinfiammatoria per prevenire l'insorgenza della malattia. Reducendo l'assunzione di carboidrati semplici e aumentando i grassi salutari e le proteine, ha migliorato i suoi livelli di glucosio nel sangue e ha perso peso, riducendo così il suo rischio di diabete.

Impatto Emotivo e Psicologico:

- Le testimonianze spesso riflettono non solo i miglioramenti fisici ma anche l'impatto positivo sulla salute mentale. Molti riportano un aumento della fiducia in se stessi e del benessere emotivo come risultato del controllo attivo della propria salute attraverso la dieta.

Sfide e Come Sono State Superate:

- Le storie includono anche le sfide incontrate, come la difficoltà di rinunciare ai cibi preferiti o di gestire la dieta in contesti sociali. Le strategie condivise includono la preparazione di pasti in anticipo, la ricerca di alternative salutari e il coinvolgimento di amici e familiari nel processo per un supporto continuo.

Lezioni Apprese:

- Queste storie spesso concludono con lezioni apprese dai protagonisti, come l'importanza della coerenza e della pazienza, e consigli per coloro che potrebbero essere all'inizio del loro percorso verso una dieta antinfiammatoria.

Transizione al Prossimo Punto: Ascoltare le esperienze personali può essere profondamente motivante e informativo. Nel prossimo punto, 10.2, analizzeremo più dettagliatamente i cambiamenti vissuti dai protagonisti di queste storie, esplorando come specifici aspetti della dieta antinfiammatoria abbiano influenzato la loro salute e il loro stile di vita in modi misurabili e sostanziali.

10.2 Analisi dei cambiamenti vissuti dai protagonisti

Dopo aver esplorato storie di successo nel capitolo precedente, questo segmento delibera più a fondo sull'analisi specifica dei cambiamenti che i protagonisti hanno vissuto, offrendo una prospettiva dettagliata su come la dieta antinfiammatoria abbia influenzato vari aspetti della loro vita. Questa analisi aiuta a comprendere non solo gli effetti fisici, ma anche le trasformazioni emotive e psicologiche.

Valutazione dei Cambiamenti Fisici:

1. **Miglioramenti nella Salute delle Articolazioni:**

   - Analizziamo come individui come Marco abbiano sperimentato una riduzione significativa del dolore e un aumento della mobilità. I diari alimentari mostrano un incremento nell'assunzione di alimenti ricchi di omega-3 e antiossidanti, che sono stati cruciali nel moderare l'infiammazione articolare.

2. **Stabilizzazione dei Livelli di Glucosio:**

   - Per persone come Antonio, il passaggio a un'alimentazione con carboidrati complessi e una riduzione degli zuccheri semplici ha avuto un impatto diretto sui suoi livelli di glucosio, prevenendo picchi e cadute che sono comuni con diete ad alto contenuto di zuccheri.

3. **Benefici Digestivi:**

   - Giulia, eliminando i latticini e incrementando l'assunzione di fibre, ha notato miglioramenti nella digestione, riducendo sintomi come gonfiore e irregolarità, che evidenziano il legame tra dieta e salute intestinale.

Impatti Emotivi e Psicologici:

- **Aumento della Fiducia e Autostima:**

  - Molti protagonisti hanno riportato un miglioramento nella fiducia in se stessi e nell'autostima. Essere in grado di gestire e migliorare la propria salute attraverso scelte alimentari ha portato a un senso di controllo sulla propria vita e benessere.

- **Riduzione dello Stress e dell'Ansia:**

  - L'adozione di tecniche di mindfulness e di una dieta equilibrata ha contribuito a ridurre i livelli di stress e ansia, migliorando la qualità del sonno e l'equilibrio emotivo.

Cambiamenti Nello Stile di Vita:

- **Abbracciare Nuove Abitudini:**

    - L'adattamento a nuove routine, come la pianificazione dei pasti e l'esercizio regolare, ha spesso portato a un rinnovato interesse per il benessere generale e per attività fisiche che prima venivano evitate o raramente praticate.

- **Miglioramenti nelle Relazioni Sociali:**

    - La condivisione delle loro sfide e successi ha spesso portato a relazioni più profonde con familiari e amici, molti dei quali sono stati ispirati a fare cambiamenti simili nelle proprie vite.

Transizione al Prossimo Punto: L'analisi dettagliata dei cambiamenti esperiti dai protagonisti fornisce una chiara dimostrazione dell'efficacia della dieta antinfiammatoria. Successivamente, nel punto 10.3, esploreremo i consigli diretti dai lettori che hanno implementato questi cambiamenti, offrendo suggerimenti pratici e ispirazione per chi è all'inizio del proprio percorso verso un miglioramento della salute attraverso la dieta antinfiammatoria.

10.3 Consigli diretti dai lettori

Dopo aver condiviso le storie e le analisi dei cambiamenti vissuti dai protagonisti, è utile esplorare i consigli diretti da coloro che hanno adottato con successo una dieta antinfiammatoria. Questi consigli sono estratti direttamente dalle esperienze personali dei lettori, offrendo strategie pratiche e suggerimenti motivazionali per chiunque stia cercando di adottare uno stile di vita più salutare.

Consigli Pratici per l'Adozione della Dieta Antinfiammatoria:

1. **Inizia Gradualmente:**

   - Molti lettori consigliano di fare cambiamenti incrementali piuttosto che radicali. Iniziare introducendo più verdure e frutta nei pasti quotidiani, sostituendo gradualmente i cibi processati e ad alto contenuto di zuccheri con alternative più salutari.

2. **Pianificazione dei Pasti:**

   - Un tema comune tra i lettori è l'importanza della pianificazione dei pasti per evitare decisioni alimentari impulsive. Preparare pasti e snack in anticipo può aiutare a mantenere la coerenza e facilitare l'adesione alla dieta.

3. **Informarsi e Educati:**

   - Molti sottolineano l'importanza di educarsi sulle proprietà degli alimenti e sulla loro relazione con l'infiammazione. Leggere libri, seguire blog affidabili e partecipare a seminari può fornire le conoscenze necessarie per fare scelte informate.

4. **Ascolta il Tuo Corpo:**

   - Ascoltare i segnali del proprio corpo è cruciale. Molti lettori hanno scoperto che tenere un diario alimentare e monitorare come certi cibi influenzano il loro benessere può aiutare a personalizzare ulteriormente la dieta.

5. **Trova Sostegno:**

   - Unirsi a gruppi di supporto online o comunitari può offrire incoraggiamento e consigli. Condividere le proprie esperienze e sfide con altri che seguono percorsi simili può essere estremamente motivante.

Suggerimenti per Mantenere la Motivazione:

1. **Imposta Obiettivi Realistici:**

   - Stabilire obiettivi chiari e realizzabili può aiutare a mantenere la motivazione. Molti lettori raccomandano di celebrare anche i piccoli successi lungo il percorso.

2. **Sii Flessibile:**

   - La flessibilità è fondamentale. Accettare che ci saranno giorni meno perfetti può aiutare a gestire le aspettative e a mantenere una visione a lungo termine senza scoraggiarsi.

3. **Uso Creativo delle Spezie e delle Erbe:**

   - Sperimentare con spezie e erbe non solo può rendere i piatti più gustosi ma può anche aumentare il loro potenziale antinfiammatorio. Molti lettori hanno trovato che questo aggiunge varietà e piacere ai pasti quotidiani.

Transizione al Prossimo Punto: Questi consigli diretti dai lettori offrono strategie tangibili e ispirazione per chi inizia o continua il suo viaggio verso una vita più sana. Nel prossimo punto, 10.4, esamineremo le lezioni apprese e suggerimenti pratici che emergono da queste esperienze collettive,

consolidando ulteriormente la base di conoscenze e supporto
per chiunque adotti questa dieta antinfiammatoria.

10.4 Lezioni apprese e suggerimenti pratici

Questo capitolo riassume le lezioni apprese e i suggerimenti
pratici emersi dalle esperienze di coloro che hanno adottato la
dieta antinfiammatoria, offrendo linee guida chiave e consigli
per navigare efficacemente questo cambiamento di stile di vita.

Lezioni Chiave Apprese:

1. **La Consistenza è Fondamentale:**

   - Una delle lezioni più importanti sottolineate dai
     lettori è la necessità di coerenza. Mantenere una
     dieta antinfiammatoria richiede un impegno
     quotidiano e decisioni consapevoli per ogni
     pasto.

2. **L'Importanza dell'Adattamento Personale:**

   - Non esiste una soluzione unica per tutti quando
     si tratta di dieta antinfiammatoria. Personalizzare
     la dieta in base alle proprie esigenze di salute,
     preferenze alimentari e reazioni agli alimenti è
     cruciale per il successo a lungo termine.

3. **Monitoraggio e Autovalutazione:**

   - Tenere traccia del proprio consumo alimentare e
     monitorare i cambiamenti nel proprio corpo
     sono essenziali per capire cosa funziona e cosa
     no. Questo processo di autovalutazione aiuta a
     regolare la dieta per ottenere i migliori risultati
     possibili.

Suggerimenti Pratici da Incoraggiare:

1. **Semplicità nei Pasti:**

   - Molti lettori hanno trovato utile semplificare i pasti per rendere più gestibile la dieta quotidiana. Utilizzare ingredienti freschi e minimamente lavorati non solo facilita la preparazione dei pasti, ma assicura anche che si stiano consumando alimenti con il massimo potenziale antinfiammatorio.

2. **Uso di Tecnologie e App:**

   - Sfruttare le app per la dieta e la salute può aiutare a rimanere traccia delle calorie, dei nutrienti e dell'attività fisica. Queste tecnologie possono offrire anche supporto motivazionale attraverso promemoria e sfide.

3. **Educazione Continua:**

   - Mantenersi informati sulle ultime ricerche e scoperte nel campo della nutrizione antinfiammatoria può fornire nuove idee e strategie per migliorare la propria salute. Partecipare a workshop, leggere pubblicazioni scientifiche e seguire esperti nel campo può essere molto illuminante.

4. **Rete di Supporto:**

   - Costruire una rete di supporto di familiari, amici o altri individui che seguono una dieta simile può offrire un incalcolabile aiuto morale e pratico.

Condividere ricette, consigli e persino pasti può rendere il percorso più facile e piacevole.

Transizione al Prossimo Punto: Questi suggerimenti e lezioni non solo migliorano la comprensione e l'attuazione della dieta antinfiammatoria, ma offrono anche un quadro di riferimento per affrontare le sfide quotidiane. Nel prossimo punto, 10.5, ci concentreremo sulla motivazione continua e sull'ispirazione per i nuovi lettori, esplorando come mantenere l'entusiasmo e la determinazione nel lungo termine per adottare e mantenere uno stile di vita antinfiammatorio.

10.5 Motivazione continua e ispirazione per i nuovi lettori

Mantenere la motivazione è essenziale per qualsiasi cambiamento a lungo termine nello stile di vita, specialmente quando si tratta di adottare una dieta antinfiammatoria. Questo capitolo offre strategie per mantenere l'entusiasmo e l'ispirazione per i nuovi lettori che iniziano questo percorso, garantendo che possano rimanere motivati nonostante le sfide.

Fonti di Motivazione e Ispirazione:

1. **Storie di Successo:**

   - Leggere o ascoltare le storie di persone che hanno avuto successo con la dieta antinfiammatoria può essere estremamente motivante. Conoscere le difficoltà superate e i benefici ottenuti può ispirare i nuovi lettori a perseguire e mantenere i cambiamenti.

2. **Obiettivi Chiaro e Misurabili:**

- Stabilire obiettivi chiari, sia a breve che a lungo termine, può aiutare a mantenere la direzione e la motivazione. Celebrare i piccoli traguardi raggiunti lungo il percorso può offrire gratificazione immediata e incoraggiamento per continuare.

3. **Supporto Comunitario:**

- Unirsi a gruppi online o comunità locali che condividono lo stesso obiettivo può offrire supporto e validazione. Scambiare consigli, esperienze e anche sfide con altri può rafforzare la determinazione e offrire nuove strategie di coping.

Suggerimenti per Mantenere la Motivazione:

1. **Variazione nella Dieta:**

- Mantenere la dieta interessante e piacevole è fondamentale. Sperimentare con nuove ricette e sapori può prevenire la noia e rinnovare l'interesse verso il proprio regime alimentare.

2. **Impostazione di Routine Quotidiane:**

- Creare e mantenere una routine giornaliera che incorpori la pianificazione dei pasti, il tempo per l'esercizio e anche momenti di riflessione può stabilizzare l'abitudine e diminuire la resistenza al cambiamento.

3. **Educazione Continua:**

   - Continuare a imparare sui benefici della dieta antinfiammatoria e su come vari alimenti influenzano il corpo può rafforzare l'impegno e la consapevolezza, rendendo più facile adottare scelte salutari.

4. **Uso di App e Tecnologia:**

   - Le app per la salute e la nutrizione possono tracciare i progressi, fornire promemoria e motivare con feedback e ricompense virtuali, facilitando la gestione quotidiana della dieta e dell'esercizio fisico.

Gestione delle Aspettative:

- Riconoscere che ci saranno alti e bassi è vitale. Imparare a gestire le aspettative e ad accettare che il percorso verso il benessere è un processo continuo può aiutare a mantenere la motivazione anche durante i periodi difficili.

Transizione al Prossimo Punto: Mentre la motivazione personale è un fattore chiave, avere accesso a risorse affidabili può ulteriormente supportare e ispirare gli individui nel loro percorso. Nel prossimo punto, 11.1, esploreremo una varietà di libri, siti web e blog che possono servire come eccellenti fonti di informazione e ispirazione per chiunque segua una dieta antinfiammatoria.

Capitolo 11: Risorse Complementari

11.1 Libri, siti web e blog di riferimento

Avere accesso a risorse informative affidabili è essenziale per chiunque intraprenda o mantenga una dieta antinfiammatoria. Questo capitolo elenca e descrive una varietà di libri, siti web e blog che possono fornire conoscenze approfondite, ricette e supporto per coloro che sono interessati a ridurre l'infiammazione attraverso la dieta.

Libri Raccomandati:

1. **"Anti-Inflammatory Diet for Dummies" di Artemis Morris e Molly Rossiter:**

   - Questo libro offre una panoramica accessibile e pratica su come le scelte alimentari possono influenzare l'infiammazione. Include linee guida dettagliate per modificare la dieta, oltre a ricette e consigli per la gestione dello stile di vita.

2. **"The Inflammation Spectrum" di Dr. Will Cole:**

   - Esplora come l'infiammazione si manifesta diversamente nelle persone e come personalizzare l'approccio alimentare per combatterla. Il libro fornisce un approccio personalizzato basato sui sintomi specifici e sui risultati desiderati.

3. **"Heal Your Body" di Julie Daniluk:**

- Questo libro approfondisce gli alimenti specifici che possono aiutare a combattere l'infiammazione e presenta piani dietetici e ricette che puntano a migliorare la salute specifica e il benessere complessivo.

Siti Web e Blog Consigliati:

1. **MindBodyGreen:**

- Un sito che offre una vasta gamma di articoli su salute e benessere, inclusi molti che trattano specificamente di infiammazione e diete antinfiammatorie. È una risorsa per chi cerca consigli pratici e aggiornamenti scientifici.

2. **Dr. Axe:**

- Il sito del Dr. Axe è ricco di risorse informative su vari argomenti di salute, inclusa la dieta antinfiammatoria. Offre articoli dettagliati, guide alimentari e ricette per aiutare a ridurre l'infiammazione.

3. **The Whole30® Blog:**

- Sebbene Whole30 non sia esclusivamente un programma antinfiammatorio, molti trovano che eliminando i cibi che Whole30 considera pro-infiammatori, vedono miglioramenti significativi. Il blog offre testimonianze, ricette e consigli per navigare nel programma.

Utilizzo delle Risorse:

- **Educazione Continua:**

  - Leggere regolarmente libri e articoli aiuta a rimanere informati sulle ultime ricerche e consigli in ambito di dieta antinfiammatoria.

- **Rete di Supporto:**

  - Partecipare a forum e commentare i blog può connettere i lettori con una comunità online di persone che condividono obiettivi simili, offrendo supporto e scambio di idee.

- **Applicazione Pratica:**

  - Implementare le idee e le ricette trovate in queste risorse può trasformare la conoscenza in azioni concrete che promuovono la salute.

Transizione al Prossimo Punto: Oltre alle risorse informative, le tecnologie moderne offrono strumenti pratici per tracciare e ottimizzare la dieta e l'esercizio fisico quotidiano. Nel prossimo punto, 11.2, esploreremo varie applicazioni che possono aiutare a monitorare l'alimentazione e l'attività fisica, facilitando la gestione di uno stile di vita antinfiammatorio.

11.2 Applicazioni per tracciare l'alimentazione e l'esercizio

Nell'era digitale, le applicazioni mobili sono diventate strumenti indispensabili per monitorare la dieta e l'attività fisica, fornendo un supporto immediato e personalizzato per chiunque segua una dieta antinfiammatoria. Questo capitolo esamina le migliori applicazioni disponibili che possono aiutare gli utenti a rimanere fedeli ai loro obiettivi di salute.

Applicazioni Utili per la Dieta Antinfiammatoria:

1. **MyFitnessPal:**

   - Una delle app più popolari per tracciare l'assunzione di cibo e l'attività fisica. Offre un vasto database di alimenti, consentendo agli utenti di registrare facilmente i pasti e monitorare i macro e micronutrienti, cruciali per mantenere una dieta equilibrata e antinfiammatoria.

2. **Cronometer:**

   - Questa app è particolarmente utile per chi ha bisogno di monitorare attentamente l'assunzione di specifici nutrienti. Cronometer offre dettagliati profili nutrizionali per ogni cibo registrato, che è ideale per chi segue una dieta antinfiammatoria e necessita di bilanciare l'apporto di grassi, proteine e carboidrati.

3. **Yazio:**

   - Con un'interfaccia utente intuitiva e un database alimentare esteso, Yazio facilita la pianificazione e il tracciamento dei pasti. Offre anche sfide di dieta e fitness, ricette e consigli personalizzati basati sugli obiettivi di salute e fitness degli utenti.

Applicazioni per l'Esercizio Fisico:

1. **Fitbit App:**

   - Anche senza un dispositivo Fitbit, l'app offre funzionalità per tracciare l'esercizio fisico, monitorare il battito cardiaco e analizzare la qualità del sonno, tutti aspetti importanti per chi gestisce l'infiammazione attraverso lo stile di vita.

2. **Strava:**

   - Questa app è particolarmente apprezzata dagli appassionati di corsa e ciclismo. Permette di registrare le attività, condividere le performance con una comunità online e impostare obiettivi personali, incentivando una sana competizione e motivazione.

3. **Nike Training Club:**

   - Offre una vasta gamma di routine di allenamento che possono essere eseguite a casa o in palestra. Gli allenamenti sono classificati per intensità e tipo, facilitando la scelta di esercizi compatibili con le necessità di chi segue una dieta antinfiammatoria.

Integrazione delle App nella Routine Quotidiana:

- Utilizzare queste app come parte della routine quotidiana può aiutare gli utenti a rimanere organizzati e motivati. Le notifiche e i promemoria possono ricordare agli utenti di registrare i pasti, idratarsi adeguatamente, e rimanere attivi.

Transizione al Prossimo Punto: Mentre le app forniscono eccellenti strumenti per il monitoraggio individuale, il supporto e la motivazione provenienti da gruppi e comunità online rappresentano una risorsa complementare di inestimabile valore. Nel prossimo punto, 11.3, esploreremo come i gruppi e le comunità online possano offrire supporto continuativo, condivisione di esperienze e consigli pratici per chi segue una dieta antinfiammatoria.

11.3 Gruppi e comunità online per supporto

L'accesso a una comunità di supporto è un elemento vitale per chi intraprende o mantiene una dieta antinfiammatoria. I gruppi e le comunità online offrono una piattaforma per condividere esperienze, ottenere consigli e sentirsi parte di un gruppo con obiettivi simili. Questo capitolo esplora i benefici di tali comunità e come possono essere utilizzate per migliorare l'adesione e il successo di uno stile di vita antinfiammatorio.

Benefici del Supporto Online:

1. **Scambio di Informazioni:**

   - I membri delle comunità online possono condividere conoscenze su nuove ricerche, alimenti, supplementi e strategie che hanno trovato efficaci, arricchendo la base di conoscenza di ciascun membro.

2. **Motivazione e Ispirazione:**

   - Leggere le storie di successo di altri può fornire una motivazione significativa. Sapere che altri stanno affrontando sfide simili e vedere come le superano può ispirare i membri a persistere nei loro sforzi.

3. **Supporto Emotivo:**

- Le comunità online possono offrire un forum sicuro dove esprimere frustrazioni, festeggiare successi e ricevere incoraggiamento nei momenti di difficoltà, riducendo la sensazione di isolamento.

Tipi di Gruppi e Comunità Online:

1. **Forum di Discussione:**

- Siti come Reddit e Quora ospitano comunità dove le persone possono porre domande specifiche, partecipare a discussioni e ricevere feedback da una vasta comunità globale.

2. **Gruppi di Social Media:**

- Piattaforme come Facebook e Instagram offrono gruppi privati o pagine dedicate dove gli utenti possono condividere esperienze, ricette e consigli relativi alla dieta antinfiammatoria. Questi gruppi spesso organizzano anche eventi live e sfide di gruppo.

3. **App di Salute Comunitarie:**

- Applicazioni come MyFitnessPal e Strava non solo tracciano dieta e esercizio fisico, ma permettono anche agli utenti di connettersi con altri che hanno obiettivi di salute simili, partecipando a sfide di gruppo e condividendo progressi.

Strategie per Massimizzare il Beneficio dai Gruppi Online:

1. **Partecipazione Attiva:**

    - Essere un membro attivo aiuta a costruire relazioni significative all'interno della comunità. Partecipare regolarmente a discussioni e eventi può migliorare l'esperienza complessiva.

2. **Cura nella Scelta delle Comunità:**

    - Selezionare comunità che sono ben gestite e che hanno una politica di supporto positivo e costruttivo. Evitare gruppi che promuovono informazioni non scientifiche o che hanno un'atmosfera negativa.

3. **Utilizzo di Più Piattaforme:**

    - Diversificare la presenza online partecipando a gruppi su diverse piattaforme può ampliare l'accesso a diverse tipologie di supporto e informazioni.

Transizione al Prossimo Punto: Mentre le comunità online offrono un eccellente supporto quotidiano, partecipare a corsi e workshop su nutrizione e salute può fornire ulteriori approfondimenti e competenze pratiche. Nel prossimo punto, 11.4, esploreremo come corsi e workshop possano arricchire la comprensione e l'applicazione della dieta antinfiammatoria.

11.4 Corsi e workshop su nutrizione e salute

L'educazione continua è fondamentale per mantenere e approfondire la comprensione di come la dieta e lo stile di vita influenzano l'infiammazione e la salute generale. Corsi e workshop su nutrizione e salute possono fornire le competenze necessarie per adottare e mantenere cambiamenti positivi. Questo capitolo esplora vari tipi di corsi e workshop disponibili, evidenziando come possono beneficiare chi segue una dieta antinfiammatoria.

Importanza dell'Educazione Formale in Nutrizione:

1. **Fondamenti Scientifici:**

   - I corsi di nutrizione offrono una base scientifica per comprendere come gli alimenti influenzano il corpo. Imparare da professionisti qualificati può aiutare a discernere tra miti e realtà, permettendo scelte più informate.

2. **Personalizzazione della Dieta:**

   - Workshop pratici possono insegnare come adattare la dieta antinfiammatoria alle esigenze individuali, considerando condizioni di salute esistenti, preferenze alimentari e obiettivi di vita.

3. **Preparazione di Alimenti e Ricette:**

   - Corsi di cucina possono fornire istruzioni pratiche su come preparare pasti che rispettano i principi antinfiammatori, ampliando il repertorio culinario e migliorando le abilità in cucina.

Tipi di Corsi e Workshop Disponibili:

1. **Corsi Online:**

   - Piattaforme come Coursera, Udemy o edX offrono corsi di nutrizione da università rinomate. Questi corsi spesso includono segmenti su diete specifiche, inclusa quella antinfiammatoria, e sono accessibili da casa.

2. **Workshop Locali:**

- Ospedali, cliniche e centri benessere spesso organizzano workshop focalizzati su nutrizione e salute. Questi incontri permettono di interagire direttamente con esperti e di partecipare a sessioni Q&A.

3. **Retreats e Ritiri di Benessere:**

- Ritiri focalizzati sulla salute offrono una immersione completa, combinando educazione nutrizionale con pratiche di benessere come yoga e meditazione, offrendo una esperienza olistica.

Strategie per Sfruttare al Massimo Corsi e Workshop:

1. **Applicazione Pratica:**

- Applicare immediatamente le conoscenze acquisite nei corsi può aiutare a consolidarle e a vedere risultati tangibili, aumentando la motivazione a continuare.

2. **Networking:**

- Utilizzare questi eventi per connettersi con professionisti e altri partecipanti può ampliare la rete di supporto e fornire risorse aggiuntive e motivazione.

3. **Feedback Continuo:**

- Molti corsi offrono opportunità di feedback su piani di alimentazione e stili di vita. Utilizzare questi feedback per affinare ulteriormente la propria dieta e routine quotidiana.

Transizione al Prossimo Punto: Mentre corsi e workshop forniscono un'istruzione formale e competenze pratiche, consultare regolarmente esperti e professionisti sanitari è essenziale per una gestione ottimale della salute. Nel prossimo punto, 11.5, discuteremo l'importanza di interagire con vari esperti e professionisti della salute e come possono assistere nel percorso verso il benessere.

11.5 Esperti e professionisti da consultare

Consultare regolarmente esperti e professionisti sanitari è cruciale per chiunque voglia adottare e mantenere una dieta antinfiammatoria efficace. Questo capitolo descrive i vari tipi di specialisti da considerare e il ruolo che ognuno può svolgere nel sostenere e ottimizzare la dieta e lo stile di vita antinfiammatori.

Tipologie di Esperti da Consultare:

1. **Medici di Medicina Generale:**

- Il medico di base può essere il primo punto di contatto per discutere qualsiasi cambiamento significativo nella dieta o nello stile di vita. Possono offrire consigli generali, fare riferimento a specialisti e monitorare la salute generale.

2. **Nutrizionisti e Dietisti Registrati:**

- Questi professionisti sono esperti in scienza della nutrizione e possono sviluppare piani alimentari personalizzati che tengano conto delle esigenze nutrizionali, delle condizioni mediche esistenti e degli obiettivi di salute. Sono particolarmente utili per garantire che la dieta sia bilanciata e soddisfi tutte le esigenze vitaminiche e minerali.

3. **Reumatologi:**

- Per coloro che soffrono di condizioni infiammatorie croniche come l'artrite reumatoide, i reumatologi possono offrire trattamenti specifici e consigliare su come la dieta antinfiammatoria possa essere integrata con altri trattamenti medici.

4. **Endocrinologi:**

- Gli endocrinologi possono aiutare a gestire e monitorare condizioni che influenzano il metabolismo, come il diabete e le malattie tiroidee, che possono essere influenzate positivamente da una dieta antinfiammatoria.

5. **Psicologi o Terapisti:**

- Gli specialisti della salute mentale possono supportare nella gestione dello stress e in altri problemi psicologici che possono interferire con l'adozione di un'alimentazione sana e un regolare esercizio fisico.

Come Interagire con gli Esperti:

1. **Preparazione per le Consultazioni:**

   - Prima di una visita, preparare una lista di domande, obiettivi e preoccupazioni riguardo alla dieta antinfiammatoria. Registrare i sintomi e le abitudini alimentari può aiutare gli esperti a fornire consigli più mirati.

2. **Seguire i Piani Prescritti:**

   - Adottare e seguire i piani alimentari o i trattamenti raccomandati dagli esperti e comunicare regolarmente qualsiasi cambiamento o sfida che si verifica nel percorso.

3. **Feedback Continuo:**

   - Fornire feedback costanti agli esperti sui risultati della dieta o del trattamento aiuta ad affinare ulteriormente le strategie di salute per ottenere i migliori risultati possibili.

4. **Coordinamento tra Professionisti:**

   - Assicurarsi che ci sia una buona comunicazione tra i diversi professionisti coinvolti nella cura per garantire un approccio coordinato e olistico alla salute.

Transizione al Prossimo Punto: Mentre la consultazione con esperti fornisce le basi per un approccio ben informato e personalizzato alla dieta antinfiammatoria, il prossimo passo è pianificare come questa dieta possa essere sostenuta a lungo termine. Nel prossimo punto, 12.1, esploreremo le strategie per sviluppare una dieta antinfiammatoria sostenibile nel tempo, garantendo che le pratiche salutari possano essere mantenute come parte di uno stile di vita duraturo.

Capitolo 12: Guardare al Futuro

12.1 Pianificare una dieta sostenibile a lungo termine

Mantenere una dieta antinfiammatoria a lungo termine richiede pianificazione, adattabilità e un approccio olistico. Questo capitolo delinea strategie per assicurare che la dieta non solo sia efficace nel ridurre l'infiammazione, ma anche sostenibile e piacevole da seguire nel tempo, promuovendo uno stile di vita salutare e duraturo.

Elementi Chiave per la Sostenibilità della Dieta:

1. **Variazione Alimentare:**

   - Una dieta varia previene la monotonia e garantisce l'assunzione di un ampio spettro di nutrienti essenziali. Incorporare una vasta gamma di verdure, frutti, proteine magre, e grassi sani può rendere i pasti più interessanti e nutritivi.

2. **Cucina Creativa:**

   - Sperimentare con nuove ricette e tecniche culinarie può mantenere l'entusiasmo per la dieta. Utilizzare erbe e spezie non solo aggiunge sapore senza aggiungere calorie, ma molte hanno anche proprietà antinfiammatorie.

3. **Pianificazione Pratica:**

   - Utilizzare strumenti come la pianificazione dei pasti settimanali e la preparazione dei pasti può aiutare a gestire il tempo e ridurre lo stress durante la settimana. Avere già pronti pasti sani può dissuadere dalla tentazione di optare per scelte meno salutari.

4. **Educazione Continua:**

   - Mantenersi aggiornati con l'ultima ricerca sulla nutrizione e sulla salute può fornire nuove idee e rafforzare la motivazione. Leggere libri, seguire blog di nutrizione e partecipare a workshop può arricchire la conoscenza e l'impegno.

Adattabilità della Dieta:

1. **Feedback del Corpo:**

   - Ascoltare attentamente il corpo e regolare la dieta in base alle risposte fisiche è fondamentale. Se certi alimenti o modelli alimentari non funzionano, è importante essere disposti a fare aggiustamenti.

2. **Supporto Professionale:**

   - Consultare regolarmente un nutrizionista può aiutare a personalizzare la dieta in base all'evoluzione delle esigenze di salute, agli obiettivi e alle condizioni di vita.

3. **Bilanciamento tra Vita Sociale e Dieta:**

- Trovare un equilibrio tra mantenere una dieta salutare e godersi occasioni sociali è essenziale per la sostenibilità a lungo termine. Imparare a fare scelte intelligenti nei ristoranti o quando si mangia fuori casa può permettere flessibilità senza compromettere gli obiettivi di salute.

Mantenimento del Benessere Generale:

- Integrazione di attività fisica regolare, sonno adeguato e tecniche di gestione dello stress può migliorare notevolmente l'efficacia della dieta antinfiammatoria e contribuire a un benessere complessivo.

Transizione al Prossimo Punto: Mentre la sostenibilità della dieta è fondamentale, la vita porta inevitabilmente cambiamenti che possono influenzare la capacità di mantenere abitudini alimentari costanti. Nel prossimo punto, 12.2, esploreremo come adattare la dieta antinfiammatoria a vari cambiamenti di vita, assicurando che le abitudini alimentari possano evolvere in modo flessibile e reattivo.

12.2 Adattare la dieta antinfiammatoria a cambiamenti di vita

La vita è in costante evoluzione e con essa cambiano anche le esigenze personali, i contesti sociali e le condizioni di salute. Adattare la dieta antinfiammatoria per rispondere a questi cambiamenti è essenziale per mantenere la sua efficacia nel lungo termine. Questo capitolo esplora strategie per modulare e adeguare la dieta antinfiammatoria a fronte di nuove sfide e opportunità.

Rispondere ai Cambiamenti di Vita:

1. **Transizioni di Vita Significative:**

   - Eventi come il matrimonio, la nascita di un figlio, un nuovo lavoro o la pensione possono alterare drasticamente le routine quotidiane. In questi periodi, può essere utile semplificare la dieta, concentrarsi sui principi fondamentali dell'alimentazione antinfiammatoria e utilizzare strumenti di pianificazione dei pasti per gestire il tempo e le risorse in modo efficiente.

2. **Modifiche nelle Condizioni di Salute:**

   - Le condizioni di salute possono cambiare nel tempo, influenzando i requisiti nutrizionali. Ad esempio, una diagnosi di diabete o malattie cardiache può richiedere un'attenzione particolare ai livelli di zuccheri o grassi nella dieta. Lavorare con un nutrizionista per adeguare il regime alimentare può garantire che la dieta rimanga terapeuticamente efficace.

3. **Variazioni Fisiche e Metaboliche:**

   - Con l'invecchiamento, il metabolismo tende a rallentare e le esigenze nutrizionali possono cambiare. Adeguare le porzioni, l'equilibrio dei macronutrienti e l'integrazione di alimenti specificamente benefici per l'età avanzata può aiutare a mantenere la salute ottimale.

Strategie di Adattamento:

1. **Flessibilità Alimentare:**

   - Essere flessibili con la dieta senza deviare dai suoi principi chiave è cruciale. Ciò può significare trovare sostituti adatti durante i viaggi o quando si mangia fuori, o adattare le ricette per includere ingredienti che si adattano meglio alle nuove circostanze.

2. **Educazione Continua:**

   - Mantenersi informati sulle ultime ricerche in nutrizione può fornire nuove idee su come adattare la dieta in risposta a cambiamenti personali o consigli medici aggiornati. Partecipare a seminari, leggere pubblicazioni specializzate e consultare regolarmente esperti sono tutte pratiche raccomandate.

3. **Supporto Emotivo e Sociale:**

   - I cambiamenti di vita possono essere stressanti, e mantenere una dieta antinfiammatoria in tali periodi può risultare più difficile. Avere il supporto di familiari, amici o gruppi di supporto può fornire l'incoraggiamento necessario per persistere.

Monitoraggio e Valutazione:

- Regolare il monitoraggio delle reazioni del corpo alla dieta, sia attraverso diari alimentari che check-up medici, può aiutare a identificare quando sono necessari aggiustamenti e a valutare l'efficacia di tali modifiche.

Transizione al Prossimo Punto: Adattare una dieta antinfiammatoria ai cambiamenti di vita assicura che rimanga rilevante e efficace per ogni individuo. Oltre a queste strategie personali, è importante anche tenere d'occhio il campo più ampio della ricerca sulla dieta antinfiammatoria. Nel prossimo punto, 12.3, esploreremo le innovazioni e le ricerche future in questo campo, esaminando come i nuovi sviluppi potrebbero influenzare le raccomandazioni dietetiche correnti e offrire nuove opportunità per trattamenti più efficaci.

12.3 Innovazioni e ricerche future sulla dieta antinfiammatoria

Il campo della nutrizione è in costante evoluzione, con nuove ricerche che continuamente emergono e ampliano la nostra comprensione delle diete antinfiammatorie. Questo capitolo esplora le attuali tendenze di ricerca, le innovazioni previste e come queste potrebbero influenzare le pratiche future e migliorare ulteriormente gli approcci alla gestione dell'infiammazione attraverso la dieta.

Tendenze Attuali nella Ricerca Antinfiammatoria:

1. **Microbioma Intestinale:**

   - La ricerca sta sempre più evidenziando il ruolo del microbioma intestinale nella modulazione delle risposte infiammatorie del corpo. Studi futuri potrebbero chiarire quali specifici ceppi probiotici e prebiotici sono più efficaci nel promuovere un equilibrio intestinale che aiuta a ridurre l'infiammazione sistemica.

2. **Alimenti Funzionali:**

   - Gli alimenti considerati "funzionali" per le loro proprietà salutistiche specifiche sono un'area di intensa ricerca. Sostanze come la curcumina nella curcuma, l'EPA e il DHA negli oli di pesce, e gli antiossidanti nei frutti di bosco sono studiati per il loro potenziale di riduzione dell'infiammazione e miglioramento della salute generale.

3. **Personalizzazione della Dieta:**

   - Con l'avanzamento delle tecnologie di sequenziamento genetico e biotecnologie, si prevede un aumento nella personalizzazione delle diete. Questo potrebbe portare a regimi alimentari altamente personalizzati basati sul profilo genetico individuale, sullo stato di salute e persino sulle risposte immunitarie.

Innovazioni Previste:

1. **Diagnostica Avanzata:**

   - Lo sviluppo di nuovi strumenti diagnostici potrebbe permettere agli individui di monitorare i livelli di infiammazione in modo più accurato e in tempo reale, consentendo aggiustamenti dietetici rapidi e basati su dati.

2. **Integrazione di IA nella Pianificazione della Dieta:**

   - L'intelligenza artificiale (IA) è prevista per giocare un ruolo crescente nel personalizzare le diete antinfiammatorie, analizzando grandi quantità di dati personali per ottimizzare le raccomandazioni alimentari e nutrizionali.

3. Terapie Combinatorie:

- La ricerca potrebbe sviluppare nuove terapie che combinano modifiche dietetiche con interventi medici, come farmaci anti-infiammatori o terapie biologiche, per trattare condizioni infiammatorie croniche in modo più efficace.

Implicazioni Future per la Salute Pubblica:

- Man mano che la ricerca progredisce, le linee guida dietetiche e le politiche di salute pubblica potrebbero evolversi per incorporare queste scoperte. Ciò potrebbe migliorare significativamente la prevenzione e la gestione delle malattie infiammatorie su scala globale.

Transizione al Prossimo Punto: Mentre esploriamo queste innovazioni entusiasmanti nella ricerca sulla dieta antinfiammatoria, è anche fondamentale considerare l'impatto ambientale delle nostre scelte alimentari. Nel prossimo punto, 12.4, discuteremo la sostenibilità ambientale delle diete antinfiammatorie e come le scelte alimentari possono non solo migliorare la salute personale ma anche contribuire alla salute del nostro pianeta.

12.4 Sostenibilità ambientale e scelte alimentari

La sostenibilità ambientale è diventata una considerazione essenziale nella scelta degli alimenti, non solo per la salute personale ma anche per il benessere del pianeta. Adottare una dieta antinfiammatoria che sia anche ecologicamente sostenibile può avere un impatto positivo su scala globale.

Questo capitolo esplora come le scelte alimentari influenzano l'ambiente e discute strategie per ottimizzare la dieta antinfiammatoria in un modo ecologicamente responsabile.

Impatto Ambientale delle Scelte Alimentari:

1. **Produzione di Carne:**

   - L'allevamento intensivo di bestiame è uno dei maggiori contributori alle emissioni di gas serra, deforestazione e uso eccessivo di acqua. Ridurre il consumo di carne, specialmente quella rossa e lavorata, può diminuire significativamente l'impatto ambientale personale e aiutare a ridurre l'infiammazione.

2. **Agricoltura Sostenibile:**

   - Scegliere prodotti provenienti da agricoltura biologica e sostenibile non solo supporta pratiche che riducono l'uso di pesticidi nocivi e fertilizzanti chimici, ma promuove anche la biodiversità e la salute del suolo.

3. **Alimenti Locali e di Stagione:**

   - Consumare alimenti coltivati localmente e acquistare prodotti di stagione possono ridurre l'impronta di carbonio associata al trasporto a lunga distanza e supportare le economie locali, riducendo al contempo il packaging e i rifiuti.

Strategie per una Dieta Antinfiammatoria Sostenibile:

1. **Dieta a Base Vegetale:**

   - Incoraggiare un maggiore consumo di alimenti vegetali, come verdure, frutta, legumi, noci e semi, che sono generalmente a basso impatto ambientale e ricchi di nutrienti che combattono l'infiammazione.

2. **Riduzione degli Sprechi Alimentari:**

   - Essere attenti nel pianificare i pasti e conservare correttamente gli alimenti può aiutare a ridurre gli sprechi. Utilizzare avanzi in modi creativi e comprendere come meglio conservare i diversi tipi di alimenti può estendere la loro durata e ridurre la frequenza degli acquisti.

3. **Scelte di Pesce Consapevoli:**

   - Optare per pesce ottenuto in modo sostenibile, preferendo specie non minacciate e acquistate da fonti che praticano la pesca responsabile o l'acquacoltura sostenibile, per minimizzare l'impatto negativo sugli ecosistemi marini.

Educazione e Advocacy:

- Informarsi e sensibilizzare altri sulla relazione tra dieta e sostenibilità può amplificare l'impatto positivo. Partecipare a campagne di sensibilizzazione e supportare politiche che promuovono pratiche agricole sostenibili sono modi proattivi per contribuire a un cambiamento più ampio.

Transizione al Prossimo Punto: Mentre consideriamo le implicazioni ambientali delle nostre scelte alimentari, è cruciale riflettere su come possiamo continuare a evolvere e migliorare le nostre abitudini per il bene della nostra salute e del pianeta. Nel prossimo punto, 12.5, concluderemo il libro con una sintesi dei concetti chiave trattati e discuteremo i passi successivi per chi desidera continuare il proprio viaggio verso una salute ottimale attraverso la dieta antinfiammatoria.

12.5 Conclusione e passi successivi nel viaggio di salute

Mentre ci avviciniamo alla conclusione di questo libro, è importante riflettere sui concetti chiave esplorati e considerare come incorporare efficacemente queste informazioni nel nostro percorso verso una salute migliore attraverso una dieta antinfiammatoria. Questo capitolo finale offre una sintesi dei punti salienti e delineare i passi successivi per mantenere e costruire su quanto appreso, assicurando un cammino continuo verso il benessere.

Sintesi dei Punti Salienti:

1. **Importanza della Dieta Antinfiammatoria:**

   - Abbiamo esplorato come una dieta antinfiammatoria possa ridurre il rischio e i sintomi di numerose malattie croniche, migliorando la qualità della vita.

2. **Componenti chiave della Dieta:**

   - L'enfasi su alimenti ricchi di antiossidanti, grassi sani, e una vasta gamma di vegetali ha mostrato come specifiche scelte alimentari possano influenzare positivamente la salute.

3. **Sostenibilità e Adattabilità:**

   - Abbiamo discusso l'importanza di una dieta che non solo sia benefica per la salute ma anche sostenibile per l'ambiente e facilmente adattabile alle mutevoli circostanze della vita.

Passi Successivi nel Viaggio di Salute:

1. **Impegno Continuo nell'Educazione:**

   - Mantenere un impegno costante nell'educazione personale sulla nutrizione e sulla salute è cruciale. Continuare a leggere, partecipare a workshop e consultare esperti può rafforzare la comprensione e l'attuazione della dieta antinfiammatoria.

2. **Valutazione e Adattamento Regolari:**

   - Monitorare regolarmente la propria salute e adattare la dieta in base ai cambiamenti nel proprio corpo e stile di vita aiuta a garantire che la dieta rimanga efficace e pertinente.

3. **Costruzione di una Comunità di Supporto:**

   - Sviluppare e mantenere una rete di supporto tramite gruppi online, famiglia, e amici può fornire l'incoraggiamento necessario per continuare nel percorso.

4. **Advocacy e Influenza Sociale:**

   - Usare la propria esperienza e conoscenza per influenzare positivamente gli altri, promuovendo pratiche alimentari sane e sostenibili nella propria comunità.

5. **Integrazione di Stili di Vita Sani:**

- Combinare la dieta antinfiammatoria con altre pratiche di vita sana, come l'esercizio regolare, una buona igiene del sonno e tecniche di gestione dello stress, per massimizzare i benefici complessivi per la salute.

Conclusione: Intraprendere una dieta antinfiammatoria non è solo una scelta alimentare, ma un impegno complessivo verso uno stile di vita che promuove il benessere. Mentre procediamo oltre la fine di questo libro, l'obiettivo è che ogni lettore si senta equipaggiato e ispirato a fare scelte che non solo migliorino la propria salute, ma anche quella del mondo intorno a loro. Attraverso l'adozione consapevole di pratiche alimentari antinfiammatorie, siamo tutti in grado di fare un passo significativo verso un futuro più sano e vibrante.

Se pensi che questo libro ti sia piaciuto e ti abbia aiutato ti chiedo solo di dedicare pochi secondi a lasciare una breve recensione su Amazon!

Grazie,

Francesco Martini